아로니아 자연치유 시리즈 03_노유파

아로니아 자연치유 시리즈 03_노유파

초판 발행　　　2012년 5월 10일

지은이　　　　장봉근
출판등록　　　제2010-3210000-213773호
펴낸곳　　　　JBK자연의학연구소
　　　　　　　www.JBKNMC.org
　　　　　　　02-3462-1192
인쇄　　　　　(주)팬다콤프로세스

ⓒ 장봉근 JBK자연의학연구소 2012
ISBN 978-89-966977-5-6
　　　978-89-966977-4-9(세트)

책 값은 뒷표지에 있습니다.

아로니아 자연치유 시리즈

03

노유파

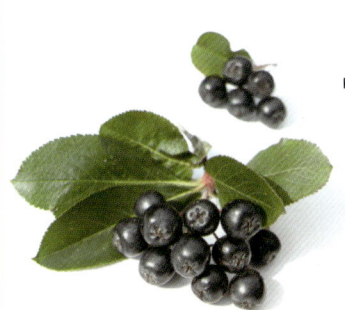

Introduction
노유파

나쁜 기름으로 수많은 암과 만성퇴행성난치병 환자들이 죽어가고 있다

기름(지방=지질)으로 수많은 사람들이 죽어가고 있다. 밖에서는 공장과 자동차에서 뿜어 나오는 유독성 기름으로 죽어가고, 안에서는 음식점과 부엌에서 사용하는 산화된 기름으로 죽어가고 있다. 차에 좋은 기름을 넣어야 차의 수명이 오래 가듯이 사람도 좋은 기름을 먹어야 오래 산다.

좋은 기름이란 제조과정에서 산화되거나 변성되지 않은 유익한 기름인 반면, 나쁜 기름은 제조·보관과정에서 산화되거나 변성되어 인체에 매우 해로운 기름이다.

연구결과 우리들이 매일 먹고 있는 대부분의 기름들은 암과 만성퇴행성난치병을 유발하는 산화되고 변성된 나쁜 기름인 것으로 밝혀지고 있다. 식품의 원료나 반찬의 재료로 사용되는 일반적인 식용유(콩기름, 옥수수기름, 유채유, 포도씨유, 올리브유, 달맞이꽃종자유) 등이 수많은 만성질환의 중대한 원인이 되고 있다는 사실은 실로 충격적이다. 전통적인 방식으로 착유하는 참기름과 들기름도 볶는 과정과 착유과정에서 산화되거나 변성되는 것을 피할 수 없다.

3대 영양소인 탄수화물·지방·단백질 중 가장 중요한 물질은 지방, 즉 기름이다. 왜냐하면 탄수화물이나 단백질에 비해 지방은 훨씬 더 쉽게 산화되거나 변성되어 인체에 매우 심각한 독소로 작용하기 때문이다. 그리고 탄수화물은 에너지의 원료가 되고 단백질은 효소의 원료가 되며 지방, 즉 기름은 세포막과 호르몬의 원료가 된다. 저장연료나 완충조직, 또는 비만의 원인 정도로 알려졌던 지방이 치유를 담당하는 세포막과 자연치유호르몬의 원료라는 사실은 거의 알려져 있지 않다.

좋은 지방은 정상적인 세포막과 호르몬을 만들어 질병으로부터 우리몸을 훌륭하게 지켜내지만, 나쁜 지방을 섭취할 경우 정상적인 세포막과 호르몬을 만들지 못해 수많은 질병에 걸리게 된다.

세포를 건축물과 비유하면 세포막을 만드는 기름은 건축물에서 철근구조물에 해당한다. 만일 철근구조물이 산화될 경우 건축물은 오래 가지 못하고 붕괴되는 것처럼, 나쁜 기름을 계속 섭취하면 세포막이 연쇄 산화되어 세포는 머지않아 병들게 되고 결국 죽게 될 것이다.

그리고 시중에 판매되는 식용유·커피·건강식품·튀김제품·구운 고기·냉동식품 등에 다량 함유된 산화된 기름 성분들도 세포막을 병들게 하는 산화독소로 작용하여 암과 만성질환이 급격하게 증가하는 중요한 원인이 되고 있다. 특히 최근 연구에서 우울증·조울증·정신분열증·과잉행동증후군 등의 정신질환이 급증하는 배경에는 좋은 기름의 결핍과 나쁜 기름의 과잉섭취가 그 중심에 있다는 놀라운 사실이 밝혀졌다.

일반적으로 기름은 액체기름과 고체기름으로 분류된다. 고체기름은 산화되거나 변성되지 않지만, 액체기름은 열과 산소, 그리고 화학물질에 의해서 산화되거나 변성된다. 액체기름을 불포화지방산이라고 하고 고체기름을 포화지방산이라고 한다.

좋은 기름이란 산화되지 않은 액체기름, 즉 무산화 불포화지방산을 말한다.

이런 기름은 주로 식물의 햇종자에서 얻어진다. 잘 익은 종자를 꼭꼭 씹어 섭취할 때, 그 안에 들어있는 산화되지 않은 좋은 기름이 섭취되는 것이다. 만일 오래된 종자이거나 기름 제조방식이 산화방식일 경우, 그 기름은 산화되고 변성된 나쁜 기름인 것이다.

치킨 등의 튀김류에 사용되는 식용유는 심하게 산화되고 손상된 가장 나쁜 기름이라고 봐도 된다. 최근 문제가 되었던 트랜스지방산은 불포화지방산을 고체화하는 과정에서 만들어진 부산물이며, 암·고혈압·당뇨·비만 등을 유발하는 등 우리 몸에 매우 해로운 변성된 기름이다.

노유파 지방산은 세포막과 자연치유호르몬을 만드는 생명의 물질로 질병의 예방과 치유에 필수적인 물질이다

산화되거나 변성된 지방산은 어떻게 질병을 유발하는가?

첫째, 세포막은 산소호흡·영양분 공급·노폐물 배출 등 세포 내 물질이동이 이루어지는 중요한 조직이다. 세포막은 기름이 주성분이며 특히 액체기름, 즉 불포화지방산의 품질에 따라 세포막의 기능이 결정된다. 산화되거나 변성된 지방산으로 만들어진 불량 세포막은 산소호흡과 영양이동능력이 현저하게 저하되어 정상적인 세포활동이 불가능하게 된다.

세포막이 산화된 상태를 넓은 의미의 염증이라고 생각하면 된다. 세포막에서 영양분 이동이 저하되기 시작하면 부전세포 뇌부전·심부전·혈관부전·간부전·폐부전로 바뀌며, 세포막의 산소호흡율이 35%대 이하로 떨어지면 암세포로 변하기 시작한다. 또한 세포막이 산화되거나 변성되면 세포 노폐물이 세포 밖으로 배출되지 못하여 세포 내에 쌓이게 되어 세포가 더욱 병들게 되는 것이다.

둘째, PG 프로스타글란딘 prostaglandin는 인체 내에서 면역·혈당·혈압을 조절하는 자연치유호르몬으로 불포화지방산을 원료로 만들어진다. 그러나 산화되거나 변성된 지방산은 인체 내에서 정상적인 자연치유호르몬인 PG를 만들지 못한다. 그래서 산화되지 않은 좋은 불포화지방산을 섭취하면 병에 걸리지 않지만 산화·변성된 나쁜 불포화지방산을 섭취할 경우 질병에 쉽게 걸리게 된다.

산화와 변성이 전혀 일어나지 않은 자연 그대로의 살아있는 액체기름, 즉 무산화 불포화지방산을 **노유파 지방산**이라고 한다. **노유파 지방산**은 정상적인 세포막과 정상적인 자연치유호르몬을 생성시켜 정상적인 면역기능과 세포기능을 책임진다. 자연치유에 있어서 백혈구·효소·혈류·줄기세포는 가장 중요한 4대 요소이다. 자연치유는 해독과 제거, 그리고 복구를 통해서 이루어진다. 해독은 효소에 의해서 이루어지며, 제거는 백혈구에 의해서, 복구는 줄기세포에 의해서 각각 이루어진다.

이 모든 과정은 혈류가 중요한 역할을 담당하고 있다. 원활한 혈류는 자연치유의 절대조건이며, 혈류는 심장과 혈관의 건강상태에 달려있으므로 혈관과 심장은 자연치유의 기본조직이라고 볼 수 있다.

노유파 지방산은 건강한 세포막을 만든다.

노유파 지방산은 질병세포를 제거하는 백혈구의 세포막과 새로운 조직세포를 공급하는 줄기세포의 세포막, 그리고 혈류를 책임지는 심장과 혈관의 세포막을 구성한다. 산화되지 않은 불포화지방산만이 건강한 세포막을 만들기 때문에 건강한 세포를 만들기 위해서는 노유파 지방산을 반드시 섭취해야 한다.

또한 **노유파 지방산**은 자연치유호르몬인 PG프로스타글란딘prostaglandin를 만든다. 불포화지방산은 인체 내에서 면역·혈압·혈당을 조절하는 자연치유호르몬인 PG의 필수 원료다. 산화되지 않은 불포화지방산만이 유일하게 정상적인 PG를 생성하기 때문에 PG를 만들기 위해서는 무산화 불포화지방산인 **노유파 지방산**을 반드시 섭취해야 한다.

노유파 지방산은 산화가 전혀 안된 완벽한 액체기름이다. 무산화 액체기름인 살아있는 생명의 물질로, 산화되거나 변질되면 생명력이 현저하게 저하된다.

노유파 지방산의 섭취방법은 평상시에는 식물성지방산을 주로 섭취하고 응급시에는 동물성지방산을 보충하는 것이 좋다. 식물성지방산이란 종자나 견과류에 함유된 불포화지방산을 말하고, 동물성지방산이란 등푸른 생선 등에 함유된 불포화지방산을 말한다. 등푸른 생선은 갓 잡은 냉동상태가 아닌 신선한 회로 섭취해야 한다. 종자나 견과류는 햇제품을 말하며 가공되거나 볶거나 오래 된 것은 절대 안 된다. 그리고 종자나 견과류는 반드시 냉동실에 보관해야 산화가 일어나지 않는다.

인체 내에 건강한 세포막이 많아지고 PG프로스타글란딘 prosta-glandin가 풍부하면 오래 살 수 있다. 세포막과 PG는 자연치유의 핵심적인 요소로써 **노유파 지방산**만이 건강한 세포막과 정상적인 PG를 만들 수 있다. 세포막과 PG가 건강해지면 자연치유력이 상승되어 질병이 자연치유된다.

좋은 기름은 장수의 길이고 나쁜 기름은 단명의 길이란 사실을 명심하자.

기름의 품질도 중요하지만 섭취비율도 매우 중요하다. 오메가3·오메가6·오메가9으로 분류되는 불포화지방산의 섭취비율은 1:2:3이다.

오메가3는 주로 뇌와 신경으로 가며, 오메가6는 주로 심장과 피부로 가고, 오메가9은 주로 뼈와 내장으로 간다. 현대인들은 오메가6를 너무나 과도하게 섭취하고 있다. 우리가 먹는 대부분의 곡류, 육류, 가공식품 등에는 오메가6의 함유량이 지나치게 많은 반면, 오메가3의 섭취량은 현저하게 적다.

최근 조사에 의하면 오메가3와 오메가6의 최적의 섭취비율은 1:2이지만, 현재 한국인의 비율은 1:10 이상인 것으로 확인되었다. 오메가3의 섭취량을 늘려야 한다. 왜냐하면 오메가6의 섭취비율이 지나치게 높으면 오히려 면역기능이 저하되어 암이 발생하고, 혈압이 상승하여 고혈압이 생기고, 혈당이 상승하여 당뇨병이 발병하기 때문이다.

오메가3는 PG 프로스타글란딘 prostaglandin 3군의 원료가 되고 오메가6는 PG 프로스타글란딘 prostaglandin 1군과 2군의 원료가 된다. 오메가3로부터 생성되는 PG-3군은 면역기능를 상승시키고 혈압과 혈당을 저하시키는 작용을 하는 반면, 오메가6에서 생성되는 PG-1군은 PG-3군과 같은 작용을 하지만 PG-2군은 PG-1군과 상반된 작용을 한다. 그래서 오메가3와 오메가6의 섭취비율이 매우 중요하다. 오메가3와 오메가6의 적절한 섭취비율은 1:2이다.

자연치유는 해독과 복구의 2단계로 진행된다. 해독작용은 아로니아 C3G에 의해서 이루어지며, 복구작용은 노유파 지방산에 의해서 이루어진다

노유파 지방산은 산화되기 매우 쉬우므로 냉장상태에서 저장해야 한다. 또한 **노유파 지방산**을 섭취할 때 강력한 산화방지제인 아로니아 C3G를 같이 섭취하면 매우 효과적이다. 왜냐하면 강력한 자연치유물질인 아로니아 C3G가 **노유파 지방산**의 산화를 방지할 뿐만 아니라 백혈구과 줄기세포를 활성화하고 혈관을 확장시키며 혈독을 제거함으로써 **노유파 지방산**이 신속하게 세포막과 자연치유호르몬인 PG프로스타글란딘 prostaglandin를 만들 수 있도록 도와주는 역할을 하기 때문이다.

자연치유는 해독·제거·복구과정으로 이루어진다. 베리류의 일종인 아로니아 열매로부터 추출한 물질인 아로니아 C3G는 독소와 질병세포를 제거하는 강력한 해독·제거물질로 작용하는 반면, **노유파 지방산**은 세포막을 재생하고 자연치유호르몬을 생성하는 세포복구물질로 작용한다.

음의 생명체인 **노유파 지방산**은 왼손에, 양의 생명체인 아로니아 C3G는 오른손에 들고, 욕심과 걱정은 버리고 맑은 공기가 숨쉬고 깨끗한 물이 흘러나오는 생명의 산으로 올라가도록 하자. 자연치유가 그곳에 있다.

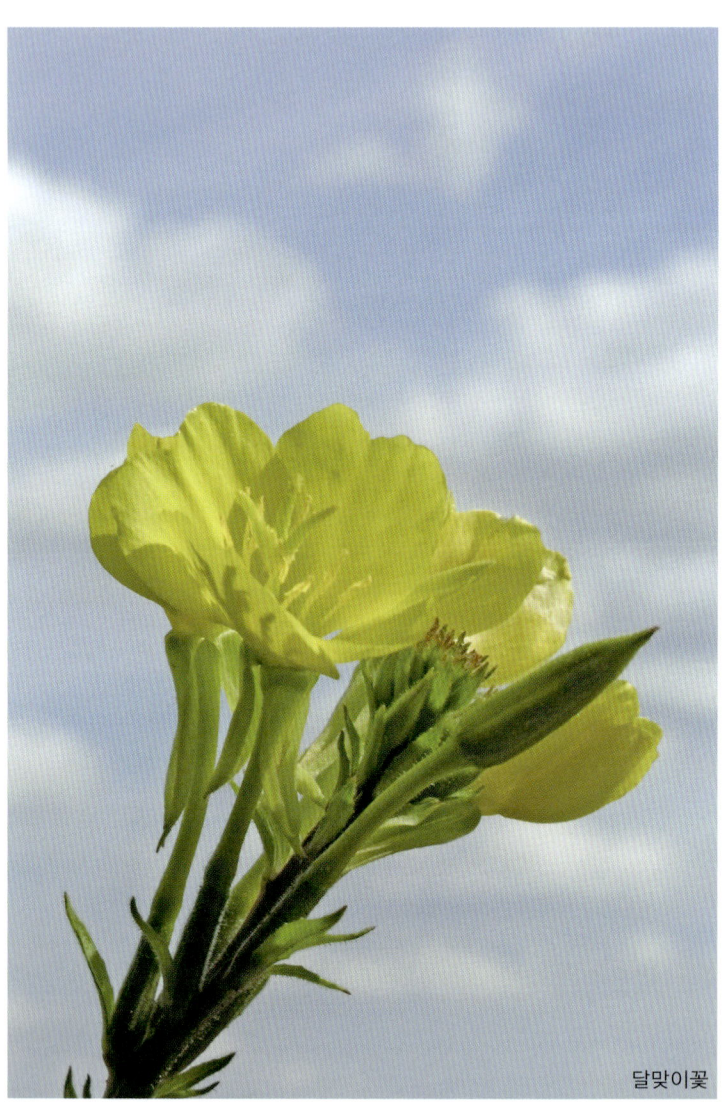

달맞이꽃

Contents

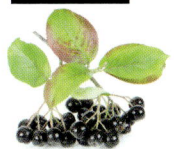

1. 노유파 지방산
2. 노유파 지방산과 산소호흡
3. 노유파 지방산의 제조방식과 일반 냉압착 지방산의 제조방식 비교
4. 노유파 지방산의 결핍과 관련된 병
5. 자연치유 3대 물질 아로니아 C3G·노유파 지방산·크로마틴 유전자
6. 아로니아 & 노유파 장수프로그램
7. 과산화지방산과 트랜스지방산
8. 정제설탕과 포화지방산
9. 커피와 발암물질
10. PAHs Polynuclear aromatic hydrocarbons 다핵방향족탄화수소와 HCAs Heterocyclic aromatic amines 이성환방향족아민
11. 지방과 지방산
12. 지방의 종류
13. 지방산의 종류
14. 오메가3·6·9 지방산의 분류와 작용
15. 필수지방산
16. 지방의 흡수와 저장
17. 지방산의 섭취용량
18. 불포화지방산의 결핍과 응용
19. 정신질환에 대한 새로운 치료제 「노유파 지방산」
20. 노유파 지방산의 자연치유 사례

1. 노유파 지방산

A. 노유파 지방산의 의미

노유파NOEUFA-non oxidized essential unsapoturated fatty acid란 무산화 필수불포화지방산의 약자이다. 노유파 지방산은 최고 품질의 볶지 않은 종자를 원료로 약 15℃와 25℃ 사이에서 무산화 방식으로 추출한 전혀 산화되지 않은 자연 그대로의 순수한 지방산으로 암을 비롯한 만성난치성질환의 예방 및 치료에 유일하게 사용할 수 있는 자연치유물질이다. 제조방법이 까다롭고 생산량이 매우 적어 유럽의 일부 자연치유병원에서만 사용되는 유명한 지방산이다.

B. 노유파 지방산의 필요성

최근 암·뇌심혈관질환·당뇨·정신질환 등의 만성퇴행성난치질환으로 세상을 떠나는 사람들이 전체 사망자의 약 80% 이상을 차지하고 있다. 만성이란 질병이 1년 이상 진행된 상태를 의미하고, 퇴행성이란 나이가 들어가면서 발생하는 노화성 질병이란 뜻이며, 난치병란 병원에서는 고치기 어려운 병을 말한다. 그리고 이러한 질병으로 인한 사망률이 급증하는 가장 중요한 이유로 나쁜 지방산의 과다한 섭취와 좋은 지방산의 심각한 결핍이 지목되고 있다.

나쁜 지방산이란 산화되고 변질된 불포화지방산으로 과산화지방산과 트랜스지방산이 있다. 그리고 포화지방산의 경우 본래 나쁜 지방산은 아니지만 과다하게 섭취할 경우 세포와 조직, 그리고 기관들의 기능이 현저하게 저하되기 때문에 나쁜 지방산으로 취급받는다.

우리가 먹는 식용유와 가공식품에 함유된 지방산은 거의 대부분 산화되고 변질된 지방산으로, 치명적인 만성질환의 주범이 되고 있다는 사실은 실로 충격적이다.

양질의 지방산을 충분하게 섭취하는 사람은 건강한 세포막을 형성하여 세포 내 미토콘드리아로의 산소공급이 충분하게 이루어지고 신경전달호르몬인 ACH아세틸콜린 acetylcholine, 자연치유호르몬인 PG프로스타글란딘 prostaglandin가 잘 만들어져 질병에 걸리지 않는 반면, 불량 지방산을 과다하게 섭취하는 사람은 병든 세포막을 많이 만들어 세포 내 심각한 산소결핍현상을 유발하고 ACH아세틸콜린 acetylcholine와 PG프로스타글란딘 prostaglandin의 합성이 원활하게 되지 않아 암을 비롯한 각종 만성질환이 발생하게 된다. 따라서 암을 비롯한 만성퇴행성난치성질환을 예방하고 치유하기 위해서는 양질의 지방산인 노유파 지방산을 충분하게 섭취해야 한다.

◉ 세포막의 기능
　○ 포도당·지방산·아미노산 등의 영양분을 세포 내로 이동시킨다.
　○ 이산화탄소·젖산 등의 노폐물을 세포 외로 배출시킨다.
　○ 산소를 세포 내로 이동시킨다

◉ PG프로스타글란딘 prostaglandin의 3대 작용
　○ 면역조절작용
　○ 혈압조절작용
　○ 혈당조절작용

◉ PG프로스타글란딘 prostaglandin의 분류
　○ PG프로스타글란딘 prostaglandin은 1군·2군·3군으로 크게 분류되며 1군과 3군은 면역조절·혈압조절·혈당조절 등 거의 동일한 작용을 한다.
　○ 노유파 오메가3지방산은 프로스타글란딘 3군으로 전환된다.

○ 노유파 오메가6지방산은 프로스타글란딘 1군으로 전환된다. 노유파 오메가3지방산 중 일부는 프로스타글란딘 2군으로 전환되어 프로스타글란딘 1군의 작용을 조절하는 역할을 한다.

C. 노유파 지방산의 우수성

불량 지방산이란 과산화지방산과 트랜스지방산을 다량 함유한 저질 지방산을 말한다. 뒷장의 그래프는 노유파 지방산과 일반 냉압착 지방산의 품질을 비교한 임상실험으로 노유파 지방산은 자연치유용으로 사용할 수 있는 산화와 변성이 전혀 일어나지 않은 최고의 무산화지방산인 반면, 일반 냉압착 지방산은 제조 과정에서 지방산의 산화와 변성이 심각하게 발생한 불량 지방산으로 확인되었다. 불량 지방산은 자연치유용으로 이용이 불가할 뿐만 아니라 오히려 질병을 악화시킬 수 있으므로 절대 섭취하면 안된다.

◉ 과산화지방산 검출실험

과산화지방산은 정상 지방산이 과다하게 산화된 불량 지방산이다. 붉은색 그래프는 일반 냉압착 지방산을 분석한 수치로써 분석 결과 과산화지방산이 다수 검출되었다.

파란색 그래프는 노유파 지방산을 분석한 수치로써 분석 결과 과산화지질이 거의 발견되지 않았다.

아래의 비교분석 실험에서 과산화지방산이 발견되지 않은 노유파 지방산만이 정상 세포막과 정상 PG프로스타글란딘 prostaglandin를 만들 수 있는 유일한 지방산인 반면, 제조과정에서 발생한 과산화지방산을 함유한 일반 냉압착 지방산은 불량 세포막과 불량 PG프로스타글란딘 prostaglandin를 발생시켜 암을 비롯한 만성퇴행성난치질환을 유발하는 주범이란 사실을 확인할 수 있었다.

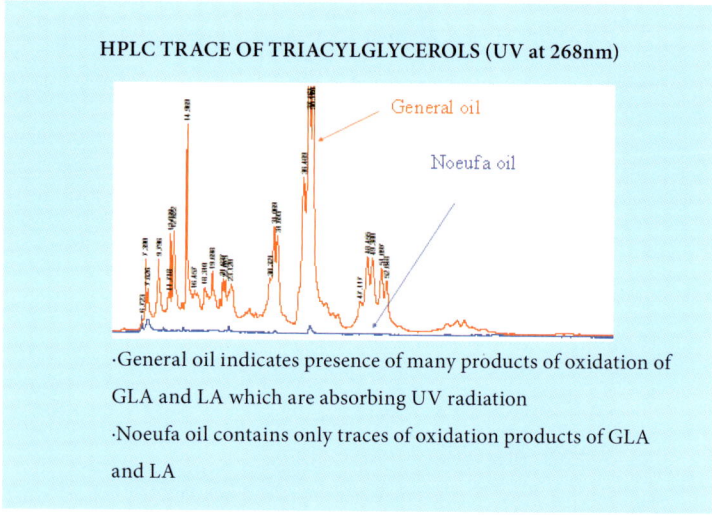

HPLC TRACE OF TRIACYLGLYCEROLS (UV at 268nm)

·General oil indicates presence of many products of oxidation of GLA and LA which are absorbing UV radiation
·Noeufa oil contains only traces of oxidation products of GLA and LA

⊙ 트랜스지방산의 검출실험

트랜스지방산은 정상 지방산이 변성된 불량 지방산이다. 붉은색 그래프는 일반냉압착 지방산을 분석한 수치로써 분석결과 트랜스지방산이 검출되었다.

파란색 그래프는 노유파 지방산을 분석한 수치로써 분석결과 트랜스지방산이 전혀 발생하지 않았다.

위의 비교분석 실험에서 트랜스지방산이 검출되지 않은 노유파 지방산만이 정상 세포막과 정상 PG프로스타글란딘 prostaglandin를 생성할 수 있는 유일한 지방산인 반면, 제조과정에서 발생한 트랜스지방산을 함유한 일반 냉압착 지방산은 불량 세포막과 불량 PG프로스타글란딘 prostaglandin를 생성하여 암을 비롯한 만성퇴행성난치질환을 유발하는 주범이란 사실을 확인하였다.

2. 노유파 지방산과 산소호흡

A. 노유파 지방산과 산소호흡

식용유와 식품_{가공식품·냉동식품}에 포함된 과산화지방산과 트랜스지방산은 세포막을 손상시켜 세포의 심각한 산소결핍상태를 유발한다. 세포가 산소결핍상태가 되면 세포의 수명이 줄어들고 염증이 발생하거나 암세포가 되기도 한다.

과산화지방산과 트랜스지방산 같은 불량 지방산의 공급으로 정상세포의 산소호흡률이 저하되면 세포는 병이 들거나 죽는다. 정상세포의 호흡률이 35% 미만에 이르게 되면 세포는 죽거나 암세포화 된다는 사실이 확인되었으나, 아직도 호흡손상의 주원인이 기름·구이·튀김 등에 함유된 불량 지방산이라는 사실을 대부분의 사람들이 알지 못하고 있다.

매일 먹는 식용유와 삼겹살과 치킨이 최근 급증하고 있는

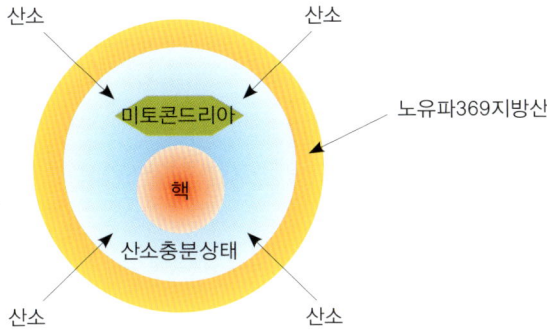

노유파 지방산으로 이루어진 세포막은 세포 내로 산소와 영양소를 이동시키는 능력이 매우 뛰어나다. 노유파 지방산은 세포 내로 산소와 영양소를 풍부하게 공급함으로써 암과 만성퇴행성난치질환을 예방·치유하는 핵심적인 물질로 작용한다. .

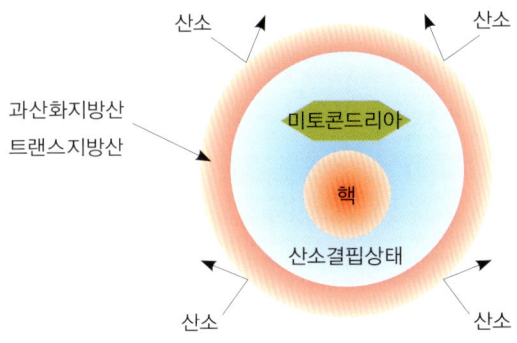

과산화지방산과 트랜스지방산으로 이루어진 세포막은 세포 내로 산소와 영양소를 이동시키는 능력이 거의 없다. 산화·변성된 지방산은 세포 내의 심각한 산소와 영양소의 결핍상태를 유발하여 암을 비롯한 치명적인 만성퇴행성난치질환을 유발시킨다.

암과 각종 만성퇴행 성난치질환의 주범이라는 사실을 꼭 명심해야 한다.

오토 박사는 검증된 실험을 통해 불량 지방산에 의한 세포막의 호흡능력손상이 암 발생의 가장 중요한 원인이라고 규정하였다. 따라서 세포막에서 산소자석Oxygen magnet 역할을 하여 세포에 충분한 산소공급을 가능하게 하는 최고의 필수지방산인 노유파 지방산을 섭취함으로써 암을 강력하게 예방할 수 있다.

결론적으로 노유파 지방산은 암을 비롯한 만성퇴행성난치질환의 예방 및 치유에 필수적인 자연치유물질이며, 특히 비만의 완전치료를 위해서도 노유파 지방산은 반드시 필요하다.

왜냐하면 불량 지방산이 많아지면 세포막의 호흡기능이 약해져 산소결핍으로 에너지 생성이 부족해지면서 지방과 노폐물이 축적되어 비만이 가속화되기 때문이다. 동시에 부족한 에너지를 보충하기 위해서 식욕이 증진되면서 비만이 만성화된다. 이때 노유파 지방산은 세포막의 호흡기능을 강화시킴으로써 세포로 충분한 산소를 공급하고 미토콘드리아의 에너지 효율을 증가시켜 지방노폐물을 제거하고 식욕을 조절하는 탁월한 효과가 있다.

B. 산화·변성된 오메가3·6·9 지방산과 불량 세포막

그리고 현대인들의 섭취하는 오메가369지방산은 대부분 산화되었거나 변성되어 불량세포막을 만드는 가장 큰 원인이 되고 있다.

가장 흔한 오메가369지방산의 공급원은 슈퍼마켓에서 구입

하는 식용유인데 이들은 이미 가공 공정에서 산화 또는 변성된 불량 오메가369지방산이다. 구이나 튀김요리 과정에서 식용유는 더욱 더 산화되고 변성되어 세포와 미토콘드리아의 호흡기능에 치명적인 손상을 일으켜 암을 비롯한 각종 만성질환의 주범이 된다.

산화되거나 변성되지 않은 노유파 지방산만이 세포막과 미토콘드리아막의 정상적인 세포호흡기능을 유지할 수 있는 유일한 원료물질인 것이다.

C. 동물성 오메가3지방산의 부작용

최근 실시된 임상실험에서 동물성 오메가3지방산인 피시 오일(Fish oil) 제품을 장기간 섭취한 결과 동맥경화에 효과가 없으며, 혈관이 두터워지고 뇌조직이 손상되는 등 심지어 혈관이 막히는 부작용까지 나타난 것으로 확인되었다.

또한 동물성 오메가3지방산 제품을 섭취하는 동안 감기·독감·감염·부정맥·편두통·변비·천식·호흡곤란·피부 가려움증 등이 2~4배 증가되었으며, 암과 각종 감염증을 예방하는 면역세포의 기능을 약화시키는 것으로 나타났다. 그리고 동물성 오메가3지방산은 당대사에 부정적인 영향을 미쳐 인슐린 의존성 환자의 인슐린양을 증가시켜야 하는 등의 부작용도 확인되었다.

위와 같은 임상결과가 나타난 이유는 동물성 오메가3지방산 제품이 생산과정에서 변질되지 않도록 고열처리하고 표백·중화·탈취 등의 정제과정을 거치는 동안 산화되거나 트랜스지방으로 변성되어 혈관을 두텁게 하거나 세포호흡을 방해힘으로써 암과 심혈관질환 등에 전혀 효과가 없을 뿐만 아니라 건강에 오히려 해롭게 작용하기 때문이다.

3. 노유파 지방산의 제조방식과
일반 냉압착 지방산의 제조방식 비교

A. 노유파 지방산의 제조방식
   ① 풍천농으로 재배된 신선하고 오염되지 않은 식물종자를 엄선한다.
   ② 15℃ ~25℃의 상온에서 무산화 추출방식으로 추출한다.
   ③ 추출한 무산화 필수불포화지방산을 마이크로필터로 여과한다.
   ④ 산화방지용 유리 밀봉용기에 신속하게 충진 후 냉장보관한다.

B. 일반 냉압착 지방산의 제조방식
   ① 1차 손상 : 열에 의한 산화
   식물종자를 120℃에서 2~3시간 볶는다.

② 2차 손상 : 열에 의한 산화
나선형 압착기로 착유한다. 열과 압력으로 압착추출
과정에서 내부온도가 100℃ 이상까지 올라간다.
③ 3차 손상 : 화학물질에 의한 산화
압착 후 남은 종자 부산물을 헥산이라는 용매로 추출한다.
④ 4차 손상 : 열에 의한 산화
150℃의 고온에서 2시간 동안 가열하여 헥산을 분리한다.
⑤ 5차 손상 : 열과 화학물질에 의한 산화
60℃에서 인산염으로 레시틴 등의 유기물질을 제거한다.
⑥ 6차 손상 : 열과 화학물질에 의한 산화
75℃에서 수산화나트륨으로 유리지방산을 중화시킨다.
⑦ 7차 손상 : 열에 의한 산화
110℃에서 점토로 탈색하는 동안 엽록소와 베타카로틴을
제거한다.
⑧ 8차 손상 : 열에 의한 산화
250℃에서 1시간 동안 가열하여 매운향기와 불쾌한 풍미
물질 그리고 비타민E 등을 제거한다.
⑨ 9차 손상 : 화학물질에 의한 산화
방부제를 첨가하고 냉각될 경우 기름이 탁해지는
것을 방지하기 위해서 항산화제들을 첨가한다.
항산화제들에는 BHT butylated hydroxytoluene, BHA butylated hydroxyanisole, 프로필갈레이트 propyl gallate,

TBHQtertiary butylhydroquinone 또는 구연산 등이 있으며, 이들은 정제 과정에서 파괴된 베타카로틴 및 비타민E와 같은 천연 항산화제들을 대신하기 위한 것이다.
맨 나중에 거품제거제도 첨가된다.

위와 같은 일반냉압착방식으로 제조된 대부분의 식용유는 열과 화학물질에 의해서 9차례 이상 산화·변질된 불량 지방산으로 암을 비롯한 만성퇴행성난치질환의 주요한 원인이 되고 있다.

4. 노유파 지방산의 결핍과 관련된 병

인체에 발생하는 거의 모든 질환이 불량 지방산의 과다섭취 및 노유파 지방산의 부족과 관련되어 있다.

- 암(양성종양·악성종양 등 200여종)
- 심혈관질환(고혈압·동맥경화·협심증·심근경색 등)
- 뇌혈관질환(뇌경색·뇌출혈·파킨슨치매·알츠하이머치매·뇌부전 등)
- 당뇨질환(1형·2형·3형 당뇨병·당뇨합병증 등)
- 간질환(지방간·간염·간경화·간경변 등)
- 갑상선질환(갑상선기능저하증·갑상선기능항진증 등)
- 신경질환(정신분열증·우울증·조울증·과잉행동증후군·자폐증 등)

○ 관절질환(류머티스관절염·퇴행성관절염·고관절염·척추디스크 등)
○ 생식기질환(불임·임신중독증·미숙아·자궁염·난소염·질염 등)
○ 비뇨기질환(신장염·요도염·방광염·전립선염·전립선비대증 등)
○ 이비인후질환(중이염·비염·후두염 등)
○ 폐질환(폐렴·기관지염·폐수종·만성폐쇄성폐질환 COPD등)
○ 안질환(시력약화·망막증·백내장·녹내장·황반변성 등)
○ 자가면역질환(류머티스·루프스·베체트·크론병·궤양성대장염·다발성신경경화증·건선·피부경화증 등 50여종)
○ 비만(유전성비만·후천성비만)
○ 아토피질환(아토피성피부염 등)
○ 알레르기질환(알레르기비염·알레르기결막염·알레르기천식·알레르기장염 등)
○ 감기(인플루엔자·신종플루·조류독감·사스 등)
○ 바이러스질환(대상포진·암·관절염·당뇨병 등)
○ 세균성질환(폐렴·장염·질염·자궁내막염·방광염·요도염 등)
○ 피부질환(여드름·주부습진·악성피부염 등)
○ 기타 염증질환

5. 자연치유 3대물질 아로니아 C3G·노유파 지방산·크로마틴 유전자

아로니아 C3G는 정상세포의 생체막의 산화와 세포 유전자 DNA의 변이를 강력하게 억제함으로써 노화와 질병을 예방한다. 또한 아로니아 C3G는 CSM 세포신호전달분자 cell signaling molecule 으로 작용하여 병든 세포를 제거하거나 병든 세포의 손상된 유전자 DNA를 복구시키고, 잠든 유전자 DNA를 활성화시켜 근본적인 생체치유과정에 참여한다.

노유파 지방산은 모든 세포막의 구성성분이 된다. 즉 질병세포막이 정상세포막으로 되는 자연치유과정에서 산화된 불포화지방산은 노유파 지방산으로 교체된다. 노유파 지방산은 세포막의 구성원료일 뿐만 아니라 생체 내에서 PG 프로스타글란딘 prostaglandin 라는 자연치유호르몬의 원료가 되어 주로 혈압·혈당·면역 등을 조절하는 중요한 역할을 수행한다.

마지막으로 크로마틴 유전자는 핵과 미토콘드리아의 유전자DNA와 단백질 공급원으로 새로운 세포의 유전자를 만드는데 없어서는 안될 중요한 물질이다. 클로렐라·스피루리나·해조류·건조효모·녹색식물·누에 등에 풍부하게 함유되어 있다.

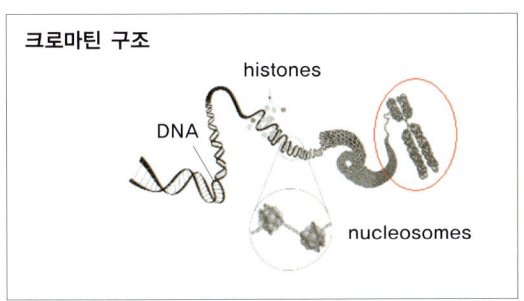

크로마틴 구조

필수 영양소 및 천연 공급원

종류	주역할		주공급원
탄수화물	주에너지원·유전자DNA		과일·채소·콩·곡류
단백질	효소·호르몬·항체·조직		현미·콩·해조류·견과류·생선
크로마틴	유전자DNA·유전자 단백질 원료		스피루리나, 클로렐라, 건조효모
지방	오메가3	세포막 구성원료 자연치유호르몬	아마인·들깨
	오메가6	세포막 구성원료 자연치유호르몬	해바라기씨·옥수수·달맞이종자
	오메가9	세포막 구성원료 에너지원	유채씨·올리브
	리그난	항노화작용	참깨·아마인·잣씨

6. 아로니아 & 노유파 장수프로그램

① 아로니아 C3G를 매일 60mg 이상 섭취한다.
② 노유파 지방산을 매일 5,000mg 이상 섭취한다.
③ 크로마틴 유전자를 매일 6,000mg 이상 섭취한다.
④ 아래 면역식단을 매일 섭취한다.
   ○ 전체식품 : 현미, 잔새우, 건멸치, 씨앗류
   ○ 식이섬유 : 버섯류, 해조류, 야채류
   ○ 발효식품 : 된장류, 효모류
   ○ 자극식품 : 신맛(식초, 키위, 레몬, 매실 등),
     매운맛(생강, 파, 고추, 마늘, 겨자 등),
     쓴맛(강황, 차조기, 찻잎 등)
   ○ 발열식품 : 밤, 호두, 갈치, 고등어, 새우, 찹쌀,
     흑설탕, 천일염, 쇠고기, 양고기 등

⑤ 질병을 유발하는 독소가 함유된 아래 금기음식을 섭취하지 않는다. 세포독소가 함유된 아래 음식을 섭취할 경우 유해산소로 변화하여 세포막을 산화시킬 뿐만 아니라 핵과 미토콘드리아에 존재하는 유전자DNA를 변이시키는 돌연변이원으로 작용하여 암를 비롯한 만성퇴행성난치질환의 주요한 원인이 된다. 특히 인스턴트 음식·튀긴 음식·구운 음식·냉동 음식은 거의 대부분 치명적인 위험물질인 과산화지방산과 트랜스지방산을 대량 함유하고 있다는 것을 명심하자.

- 인스턴트 음식(햄버거, 피자, 과자, 스낵, 사탕, 아이스크림, 초콜릿, 통조림, 햄, 소시지, 청량음료수, 라면 등)
- 튀긴 음식(프라이드치킨, 감자튀김, 모든 튀김류 등)
- 구운 음식(장어구이, 삼겹살구이, 갈비구이, 훈제 치킨 등)
- 냉동 음식(냉동 생선류, 냉동 가공육류, 냉동 만두류 등)
- 카페인 함유 음식(커피, 박카스, 콜라, 초콜릿 등)
- 발색제 아질산나트륨, 질산나트륨, 질산칼륨(소시지, 햄, 햄버거용 고기 등)
- 방부제 보존료(소르빈산, 데하이드로초산)
- 식용색소 착색제(연어알, 오렌지주스, 단무지)
- 인공감미료(정제설탕, 아스파탐, 스테비오사이드)
- 화학조미료(글루탐산나트륨MSG)

○ 정제소금이 함유된 식품(스낵, 햄, 소시지, 냉동생선, 젓갈, 고추장, 간장 등)

○ 기타(담배, 우유, 치즈, 버터, 생선, 육류, 달걀 등)

⑥ 희망과 감사 등의 낙천적이고 긍정적인 사고를 갖는다.

⑦ 흡연과 술자리 등의 스트레스를 만들 수 있는 환경을 가급적 피한다.

⑧ 걷기와 체조 등의 적당한 유산소 운동을 매일 실시한다.

7. 과산화지방산과 트랜스지방산

A. 과산화지방산

불포화지방산은 포화지방산에 비해서 훨씬 불안정한 상태의 지방산으로 탄소이중결합을 1개 이상 가지고 있다. 이러한 불안정한 불포화지방산이 열 또는 화학물질에 의해서 불포화지방산의 이중결합위치에 산소가 결합되어 산화되면 과산화지방산이 된다.

인체에 섭취된 과산화지방산은 불량 세포막과 불량 PG^{프로스타글란딘 prostaglandin}를 형성하여 정상적인 세포의 기능을 수행할 수 없게 만든다. 따라서 세포막의 불포화지방산이 산화되거나 과산화지방산으로 불량 세포막이 만들어지고 정상적인 PG를 생성하지 못할 경우 정상적인 세포의 기능을 수행하지 못하고, 염증세포와 부전세포^{뇌부전·심부전·폐부전·신장·신부전·간부전·위부전} 그리고 암세포로 점차 변이된다. 시판되는 대부분의 식용유는 기름 추출과정에서 산화·변질된 과산화지방산이다.

B. 트랜스지방산

트랜스란 두 사물의 위치관계가 서로 엇갈린 상태를 말한다. 예를 들면 트랜스 젠더는 몸은 남성인데 정신은 여성이거나, 몸은 여성인데 정신은 남성인 경우를 말한다. 마찬가지로 트랜스지방산이란 본래 불포화지방산이지만 인위적이고 화학적인 변화를 받아 불포화지방산의 성질을 잃어버린 변성 불포화지방산으로 전환된 경우를 말한다. 이 변성된 지방산은 2년 동안 바퀴벌레가 근접하지 않을 정도로 독성이 강하다.

트랜스지방산은 열 또는 화학물질에 의해서 불포화지방산의 이중결합 위치에 수소의 위치가 변환되어 발생한다. 자연계에서는 특수한 경우를 제외하고는 트랜스지방산은 존재하지 않는다.

체내에는 트랜스지방산을 대사시키는 효소가 존재하지 않아 몸에 매우 해로우며, 인체 내에서 대사되지 않고 유익한 지방산을 감소시킬 뿐만 아니라 불량 세포막과 불량 PG를 생성시켜 치명적인 만성질환을 유발한다. 대표적인 트랜스지방산 함유 식품으로 불포화지방산에 인위적으로 수소를 첨가하여 만든 마가린과 쇼트닝이 있다.

불포화지방산을 인위적으로 포화시킨다는 것은 지방산에

상처를 주는 것이며 특히 건강에는 위험한 과정이다. 포화는 액체상태를 고체화하는 공정으로 비자연적 과정으로, 마가린과 튀김용 지방산이 대표적인 인위적으로 포화된 지방산이다. 이 포화과정에서 불포화지방산은 구조적으로 상처를 입게 된다. 상처라는 뜻은 액체상태의 불포화지방산에 존재하는 이중결합은 시스형 구조인데, 이 구조가 트랜스형으로 바뀌는 것을 말한다.

인체에 섭취된 트랜스지방산은 불량 세포막과 불량 PG^{프로스타글란딘 prostaglandin}를 형성하여 정상적인 세포의 기능을 수행하지 못하는 염증세포·부전세포^{뇌부전·심부전·폐부전·신장·신부전·간부전·위부전}·암세포를 유발시킨다. 시판되는 대부분의 식용유는 기름 추출과정에서 산화변질된 트랜스지방산이다.

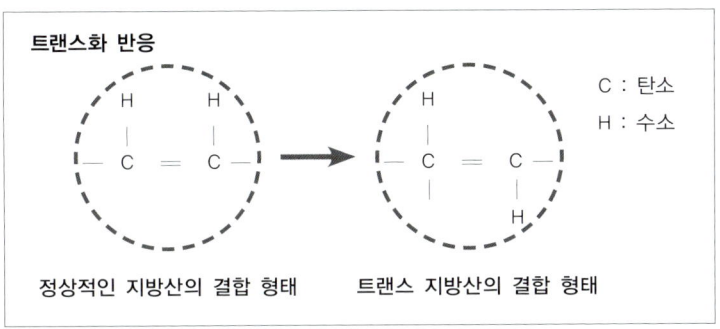

인위적으로 포화시킨 지방산과 그 포화과정에서 발생한 트랜스지방산은 심장질환·암·당뇨병·비만 등의 원인이 되며 면역기능이나 번식기능 및 수유에도 영향을 끼치는 것으로 확인되

었다.

    그러나 자연계에 존재하는 천연 트랜스지방산 오메가7지방산은 공액형 트랜스지방산으로 인체에 해롭지 않고 오히려 이롭게 작용한다. 반면 인위적으로 가공한 정제유나 경화유에 포함된 트랜스지방산은 비공액형 트랜스지방산으로 인체에 매우 해로운 지방산이다.

8. 정제설탕과 포화지방산

시중에 판매되는 대부분의 인스턴트 식품은 정제된 설탕과 포화지방산으로 범벅되어 있다. 가공식품·냉동식품·가공유제품 등이 대표적인 포화지방산과 설탕 혼합제품군들이다.

과량의 포화지방산은 인체조직에 산소공급을 감소시켜 세포의 산소결핍상태를 만든다. 정제된 설탕은 적혈구를 서로 엉겨붙게 하므로 적혈구의 활동에 지장을 주면서 산소를 세포에 이동시키는 작용이 떨어지기 때문이다. 즉 불필요한 포화지방산과 정제된 설탕은 조직에 산소결핍현상을 일으키게 한다.

정제된 설탕을 많이 섭취할 경우 설탕의 대사에 필요한 비타민과 미네랄의 소비가 증가되면 인체 면역력이 저하되어 감기 같은 감염성 질환에 쉽게 감염된다. 또한 정제된 설탕은 알레르기질환·자가면역질환·과잉행동증후군·대장염·천식·관절통·근육통 등을 유발하기도 한다. 이 설탕은 교감신경호르몬인 아드레날린을 증가시킨다. 그리고 증가된 아드레날린은 콜레스테롤과 코르티손을 증가시키고, 증가된 코르티손은 림프구의 수치를 저하시켜 바이러스와 암에 대한 면역력을 저하시킨다.

또한 정제된 설탕은 체내의 비타민과 미네랄을 대량 소모시키므로 이들 영양소의 심각한 결핍을 초래한다. 즉 체내의 비타민과 미네랄이 결핍되면 콜레스테롤을 담즙으로 변화시키고 결석을 예방하거나 지방을 태워서 에너지화시키는 작업 등이 방해를 받는다.

결과적으로 콜레스테롤은 상승되고 대사기능은 저하되며 지방의 연소가 느려지므로 활동력이 저하되고 비만이 발생한다. 비만은 당뇨, 심장질환, 암 등의 위험성을 증가시키게 되고 대사기능의 저하는 노화, 관절염 및 모든 장의 기능을 저하시켜 퇴행성질환을 가속화시킨다.

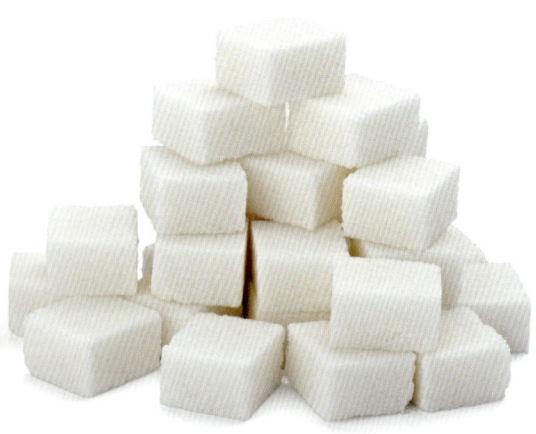

정제된 설탕은 병원성 칸디다와 효모균의 먹이가 되어 만성감염성질환 장염, 질염, 방광염 등의 원인이 되기도 한다. 또한 비타민C의 작용을 방해하여 바이러스나 박테리아에 저항

력을 감소시키고 결합조직을 단단하게 하는 콜라겐 생성을 방해한다.

정제된 설탕을 함유한 단백질은 탄력이 저하되어 피부의 주름살을 증가시키고, 부산물로 만들어지는 딱딱한 지방은 여드름을 만든다. 혈액 속의 고혈당은 필수불포화지방산인 LA^{리놀산 linoleic acid}와 ALA^{알파리놀렌산 alpha linolenic acid}가 세포막으로부터 방출되는 것을 방해하여 모든 세포의 기능의 저하시킨다.

9. 커피와 발암물질

바야흐로 커피의 전성시대다. 남녀노소 할 것 없이 커피를 물 대신 마셔대고 있고 연일 매스컴에서도 커피의 좋은 점만 부각시키면서 커피시장은 날로 커지고 있다.

또한 매스컴의 강력한 홍보전략과 맞물려 학업·가사·직장 등의 스트레스에 찌들어 있는 우리 가족들이 구운 커피의 향기로운 맛과 중독성 카페인에 의해서 심각하게 중독되고 있는 이 시점에서 커피의 달콤한 맛과 부드러운 향기 뒤에 가려져 있는 치명적인 유해성을 알아본다.

커피생두도 식물종자이므로 지방산이 12% 이상 함유되어 있다. 커피생두에 함유된 지방산은 불포화지방산과 포화지방산으로

커피의 영양성분표

성분명	생두 함유율	원두 함유율	증감
단백질	11.6%	3.1%	감소
헤미셀룰로오스(섬유질)	23.0%	24.0%	증가
셀룰로오스(섬유질)	12.7%	13.2%	증가
클로로제닉산	7.6%	3.5%	감소
지질	11.4%	11.3%	감소
자당	7.3%	0.3%	감소
리그닌	5.6%	5.8%	증가
회분	3.8%	4.0%	증가
카페인	1.2%	1.3%	증가
트리고넬린	1.1%	0.7%	감소
환원당	0.7%	0.5%	감소
확실하지 않은 성분	14.0%	32.3%	증가

구성된다. 커피생두를 180℃ 이상의 고온으로 볶는 과정에서 불포화지방산이 산화·변성되면 암과 만성퇴행성난치질환의 주원인이 되는 과산화지방산과 트랜스지방산이 대량 발생한다. 또한 커피는 아열대식물이므로 본래 성질이 매우 차다. 따라서 장기간 섭취할 경우 몸이 차가워지고 혈관이 수축되어 면역력과 혈류력이 심각하게 저하된다.

자연계에 존재하는 어떤 물질이든 180℃ 이상의 고온에서 가열되면 메일라드Mailard반응이 나타난다. 메일라드Mailard반응이란 단백질과 탄수화물, 그리고 지방산이 서로 반응하여 특유한 맛을 생성하는 반응이다.

커피생두를 180℃ 이상에서 볶는 여러 단계의 과정에서 커피의 고유의 맛과 향이 생성된다. 하지만 불행하게도 이 로스팅 과정에서 과산화지방산·트랜스지방산·방향족탄화수소·방향족아민·아크릴아마이드 등의 강력한 발암물질이 반드시 발생하므로 커피를 안 마시는 것이 건강에 좋다.

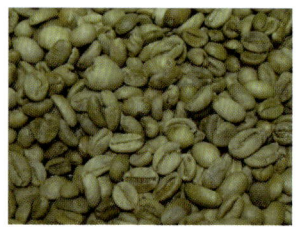

자연 커피생두에는 건강에 좋은 노유파 지방산이 대량 함유되어 있다.

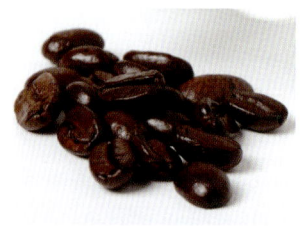

볶은 생두, 즉 원두에는 노유파 지방산이 전혀 없다. 오직 산화·변이된 불량지방산으로 가득차 있다.

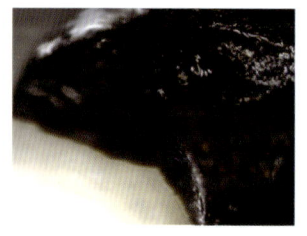

볶은 커피원두의 현미경 사진.
옆 사진은 볶은 원두의 잘라진 내부에서 불포화지방산과 단백질 그리고 탄수화물 등이 새까맣게 타서 산화되고 변성된 지질 복합체를 보여주고 있다.
이 산화된 지질복합체는 인체 내에서 유독한 발암물질로 작용한다.

10. PAHs^{Polynuclear aromatic hydrocarbons 다핵방향족탄화수소}와

　　　HCAs^{Heterocyclic aromatic amines 이성화방향족아민}

돼지고기·소고기·오리고기·장어 등의 석쇠구이 요리는 메일라드^{Maillard}반응이라는 과정을 통해 구수한 맛과 냄새가 만들어지며 우리는 대부분 그 맛에 깊게 길들여져 있다. 하지만 석쇠구이는 PAHs^{Polynuclear aromatic hydrocarbons 다핵방향족탄화수소}와 HCAs^{Heterocyclic aromatic amines 이성회방향족아민}를 대량 발생시켜 각종 암을 유발시키는 치명적인 발암물질로 작용한다.

　숯불이 불완전 연소되어 올라오는 연기성분에도 PAHs와 HCAs가 대량 함유되어 있다. 숯불의 연기성분이 고기를 구울 때 밑으로 떨어지면서 기화된 기름성분과 혼합되어 고기 표면에 그을음이 발생하는데 바로 이 물질이 강력한 발암물질인 PAHs와 HCAs다.

　숯의 연소 과정은 불완전 연소이기 때문에 산소부족을 일

으키는 일산화탄소가 많이 발생되고, 숯의 미세먼지가 눈과 코를 자극할 뿐만 아니라 인체 내부에서 여러 가지 건강상의 장애를 초래한다. 게다가 눈에 보이지 않는 많은 휘발성 유기화합물들이 호흡기를 통해 인체 내로 들어가는데 이 물질들이 암을 일으키는 것으로 알려져 있다.

> **메일라드Maillard반응**
>
> 식품의 조리과정에서 갈색으로 변하는 현상, 즉 식품의 갈변화현상을 말한다. 180℃의 고온에서 탄수화물과 단백질이 반응하면 아크릴아마이드라는 갈색 발암성 물질이 발생한다. 이 물질은 구수한 맛이 나기 때문에 과자·칩·시리얼·빵 등을 구울 때 갈색이 나타날 때까지 조리하는 고온조리방법을 사용한다.

A. PAHs Polynuclear aromatic hydrocarbons 다핵방향족탄화수소

고기를 굽거나 튀길 때 불포화지방산과 탄수화물이 반응하여 생성되는 발암물질의 일종으로 두 개 이상의 벤젠고리를 가진 다핵방향족화합물이다.

가장 널리 알려진 다핵방향족탄화수소로는 나프탈렌·안트라센·페난트렌 등이 있다. 다핵방향족탄화수소는 독성을 지닌 물질이 많은데, 특히 벤조피렌 등은 강력한 발암물질로 알려져 있다. 벤조피렌은 석탄 연기에 약 300ppm이 들어 있으며 담배 연기와 자동차 배기가스에도 많은 양이 들어 있다. 다핵방향족탄화수소는 자연계에서 미생물과 생물이 죽어 분해되는 과정

에서도 생길 수 있다. 특히 다핵방향족탄화수소는 연료를 태울 때나 유기물질이 불완전 연소될 때 대량 생성된다.

B. HCAs Heterocyclic aromatic amines 이성화방향족아민

고기를 굽거나 튀길 때 불포화지방산과 단백질이 반응하여 생성되는 발암물질이다. 방향족화합물에 아민NH_2을 포함하고 있는 화합물이다.

소고기, 돼지고기, 닭고기, 생선, 특히 근육 부위를 고온에서 조리할 때 대량 생성된다. 튀김, 구이, 바비큐 요리 시 많이 생성되며 200℃를 250℃로 상승시킨 결과 3배 더 발생한다. 100℃ 이하로 조리하는 찜, 끓임, 수란의 경우 무시할 수준으로 발생하며 생성 조리시간이 길수록 많이 생성되므로 잘 익힌(well-done) 요리보다는 중간 정도(medium) 익힌 요리로 조리하는 것이 좋다.

니트로소아민 nitrosoamine

$$\underset{\text{이차아민}}{\overset{R}{\underset{R'}{\diagdown}}\!\!NH} \xrightarrow{HONO_2} \underset{\text{니트로소아민}}{\overset{R}{\underset{R'}{\diagdown}}\!\!N-NO}$$

자연계에 널리 분포하는 발암물질의 일종. 야채, 과일, 음료수, 가공육류에 들어 있는 질산염은 체내에서 환원되어 아질산염이 되고, 이것이 식품 내의 아민, 아미드류와 함께 위 내에서 반응하여 니트로소아민을 생성한다.

약 300종이 알려져 있는데 동물의 여러 장기에 악성종양을 유발한다. 특히 간과 식도, 그리고 방광에서 치명적인 암을 유발시킨다. 그러나 채소와 가공육류로부터 섭취되는 아질산과 육류와 해산물로부터 생성되는 아민류가 반응하여 니트로소화합물이 생성되는 반응과 발생한 니트로소아민이 C3G에 의해 대부분 억제되므로 식사할 때 C3G를 섭취함으로써 대부분의 암을 예방할 수 있다.

11. 지방과 지방산

A. 생명의 근원인 지방

지방과 지질, 그리고 기름은 넓은 의미에서는 동일한 말이다. 그리고 지방과 단백질은 인체 내에서 탄수화물로부터 만들어진다. 탄수화물은 에너지가 가장 낮은 단계의 물질이며, 동물성 단백질은 식물로부터 섭취된 탄수화물과 공기 중의 질소분자로부터 만들어진다. 물론 단백질 자체를 섭취할 수도 있지만 인체에는 단백질 소화효소가 부족하여 과다 섭취할 경우 소화되지 못하고 부패될 수 있으므로 전체 열량의 약 10% 정도만 섭취하는 것이 바람직하다.

에너지 단계가 가장 낮은 물질이 탄수화물이며 가장 높은 단계의 물질은 단백질이다. 그리고 한 여름에 치열하게 우는 매미처럼 생명력이 최고조에 올랐던 세포의 생명활동이 점차 쇠퇴

하면서 다음 탄생을 위한 휴식상태에 있는 생명물질이 바로 지방인 것이다.

열매·쌀·대두·깨 등의 식물의 종자는 탄수화물과 단백질이 지방으로 전환되어 저장되었다가 온도·물·햇빛의 생명조건이 주어지면 발아되어 지방이 다시 단백질로 변해가면서 생명체의 모양을 완성시킨다.

모양이 완성된 생명체는 땅으로부터 물과 양분을 받는 반면, 태양으로부터는 빛을 받아 광합성을 통해 탄수화물과 단백질을 차례로 합성하면서 생명의 최고 정점을 향한 성장을 다시 이어 나간다. 그래서 맨 나중에 합성되는 지방은 새로운 생명의 탄생을 준비하는 과정에 있는 휴식기 상태의 생명물질인 것이다.

> **인간의 진화**
> 땅은 탄소의 공급원이며 하늘은 질소의 공급원이다. 50억년 전 하늘과 땅, 즉 탄소와 질소가 만나 최초의 혐기성 세포를 만들었으며 이 세포는 햇빛을 이용하여 광합성을 한 결과 탄수화물과 산소가 많아지면서 다양한 식물과 미토콘드리아를 사용하여 산소호흡을 하는 호기성 세포가 출현하였다. 이 호기성 세포가 어류→양서류→포유류 등의 진화를 거듭하여 현재의 인간이 된 것이다.

B. 지방산

모든 지방은 지방산과 글리세롤로 구성되어 있다. 그리고 지방산은 포화지방산과 불포화지방산으로 분류된다. 지방산은 세포막의 구성성분이자, 자연치유호르몬인 PG프로스타글란딘 prostaglandin의 원료이며 생명유지에 필수적인 에너지원으로 이용된다.

지방산 중 포화지방산은 주로 육지동물에 많이 존재하고 불포화지방산은 바다동물과 식물에 많이 존재한다. 또한 포화지방산이 많이 함유된 지방은 상온에서 고체로 존재하는 반면 불포화지방산이 많이 함유된 지방은 액체로 존재한다.

12. 지방의 종류

A. 중성지방

중성지방은 지방산 3분자와 글리세롤 1분자로 구성된 합성물이다. 우리 몸은 중성지방을 아래 3가지 목적으로 사용한다.

- **저장에너지**
  중성지방은 긴급한 상황에서 언제라도 사용할 수 있는 중요한 에너지원이다.
- **충격완화**
  중성지방은 피부 밑에 일정량이 쌓여 쿠션처럼 외부충격으로부터 우리 몸을 보호한다.
- **추위방지**
  중성지방은 외부 추위를 차단하거나 체내 열손실을

방지하여 우리 몸의 체온을 일정하게 유지하는 역할을 한다.

B. 콜레스테롤

간에서 생성되거나 달걀노른자·동물의 간·내장·육류·갑각류(새우, 조개, 어패류) 같은 동물성식품을 통해서 섭취되는 고등동물의 세포성분으로 널리 존재하는 스테로이드 화합물이다. 동물에서만 볼 수 있는데, 특히 뇌나 신경 조직에 많이 함유되어 있다. 인지질과 함께 세포막을 구성하는 주요 성분이며, 막 구조나 기능에 큰 역할을 한다.

- **세포막의 구성물질**

    세포막이 튼튼하지 않으면 세포는 제 기능을 다하지 못한다. 콜레스테롤은 세포막을 형성하는 없어서는 안될 원료로써 영양분과 노폐물의 이동 및 세포의 골격 유지에 중요한 역할을 수행한다. 사람의 몸이 약 100조 개에 이르는 세포로 구성되어 있다는 것을 생각하면 콜레스테롤의 역할은 가히 짐작할 수도 없을 정도로 크다고 하겠다.

- **스테로이드 호르몬의 원료**

    콜레스테롤은 남성호르몬 및 여성호르몬, 그리고 부신 피질호르몬의 원료로 사용되어 몸과 마음을 활기차게

하는 역할을 수행한다. 따라서 콜레스테롤이 부족해
지면 활력을 잃는 등 노화의 원인이 된다.

○ **담즙산의 원료**

콜레스테롤은 간에서 생성되는 담즙산의 원료가 된다.
담즙산은 담즙색소와 함께 담즙의 중요한 성분 중
하나로써 지방 및 지용성비타민을 유화시켜 흡수를
도와주는 역할을 한다. 주로 간에서 콜레스테롤로부터
만들어져서 생체 내의 콜레스테롤대사·당대사 및
핵산대사 등에 관여한다

○ **신경세포수초의 구성물질**

콜레스테롤은 신경세포의 구성물질인 축삭의 겉을
둘러싸는 수초의 원료가 된다. 수초란 축삭의 겉을 여러
겹으로 싸고 있는 인지질 성분의 막으로 미엘린 수초
라고도 하는데 전선의 플라스틱 피복과 마찬가지로
신경세포를 둘러싸는 백색 지방질 물질로 뉴런을 통해
전달되는 전기신호가 누출되거나 흩어지지 않게
보호하는 역할을 한다.

○ **비타민D의 원료**

칼슘의 뼈흡수에 필수적인 비타민D를 합성하는데
필요한 원료가 된다.

C. 인지질

인지질은 세포막, 소포체, 미토콘드리아와 신경섬유를 둘러싸는 수초 등과 같은 생체막의 주된 성분으로 레시틴·세팔린·스핑고미엘린·카르디오리핀·포스포이노시티드·아세타르인산 등이 있다.

뇌와 간에 많이 함유되어 있으므로 신경전달이나 효소계의 조절작용에 중요한 역할을 한다. 인지질은 미생물계·식물계·동물계 전반에 넓게 분포하고 있다.

인지질의 구조

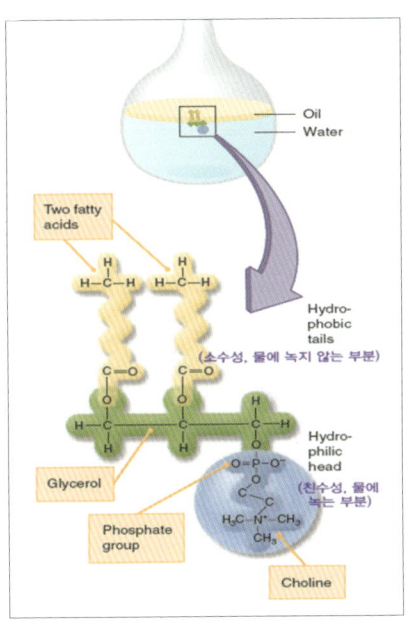

인지질은 하나의 글리세롤과 포화지방산, 불포화지방산이 각각 1개씩 결합되어 있고, 여기에 phosphate gruop이 결합하여 소수성과 친수성의 독특한 특징을 나타낸다.

○ **세포막의 구성 성분**

인지질은 세포막의 주요 구성성분으로 두 개의 층이 있어서 세포 내외로 지방에 녹는 물질이나 수분에 녹는 물질들을 자유롭게 이동시킨다.
또한 인지질은 신경전달물질인 ACH아세틸콜린 actylcholine와 PG프로스타글란딘 prostaglandin 전구물질이기도 하다.
에너지가 필요할 경우 유사시에 에너지공급원이 되기도 한다.

세포막의 구조

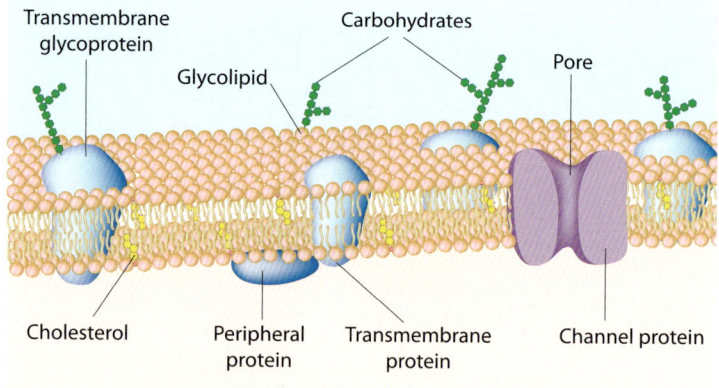

○ **지방 이동**

음식의 인지질은 위에서 지방을 소화되기 쉬운 크기로
잘게 부숴주고, 소장에서는 담즙의 인지질이 섭취한
지방들을 유화시켜 흡수가 잘 되도록 도와준다.
혈액은 수분이 많은 환경인데, 흡수된 지방인
지단백lipoprotein의 표면을 감싸고 있는 인지질이 물과
결합하여 인체의 필요한 곳으로 지방을 이동시켜
준다. 만약 인지질이 없다면 혈액 내에서 지방은 혈액과
섞이지 못하고 뭉쳐 있거나 응고된 형태로 남아 있어서
사람이 살아갈 수가 없을 것이다

○ **유화제**

인지질의 일종인 phosphatidylcholine을 "레시틴"이라고
부르는데, 식품산업에서는 지방과 물을 섞는 유화제로
레시틴을 사용하고 있다. 지방이 많은 분말제품들이
물에 녹는 이유가 바로 이 레시틴 때문이다.
지방을 함유한 샐러드 드레싱이 물과 섞이고 음식들과
섞인 상태로 남아 있는 이유도 레시틴 때문으로,
이런 방식으로 레시틴은 음식에서 지방과 수분이 섞이게
하는 중요한 작용을 하고 있다. 인지질이 많은
식품으로는 계란노른자, 간, 대두, 땅콩 등이 있다.

D. 스테로이드

천연에 널리 산출되는 스쿠알렌squalene은 모든 스테로이드를 생성하는 출발물질이다. 스쿠알렌은 효소에 의해 동물에서는 라노스테롤, 그리고 식물에서는 시클로아르테놀로 전환되며, 이들은 동물과 식물에서 각각 콜레스테롤이 된다. 그리고 이 콜레스테롤은 동물에서는 담즙산과 스테로이드 호르몬으로, 식물에서는 알칼로이드와 같은 스테로이드로 변한다.

스테로이드호르몬은 지질로써 세포막 구성물질과 비슷하기 때문에 펩타이드호르몬과 달리 세포 내부로 직접 침투가 가능하여 세포막과 핵막을 뚫고 들어가 핵 내에서도 작용이 가능하다.

E. 부신피질호르몬

부신피질에서 분비되는 호르몬으로 부신피질자극호르몬ACTH에 의해 조절되며 탄수화물과 무기질 대사에 주로 관여한다.

부신피질호르몬의 분비는 뇌하수체의 부신피질자극호르몬 ACTH에 의해 조절되며 환경에 맞는 항상성을 유지한다. 부신피질에서는 약 50종의 스테로이드가 얻어지고 있으며 그 중에는 아무런 작용이 없는 것도 있다.

작용이 있는 것은 무기질코르티코이드, 무기질피질호르몬 또는 광물성코르티코이드와 당질코르티코이드, 당질피질호르몬으로 크게 나뉜다.

○ **무기질코르티코이드**

안지오텐신angiotensin에 의해 분비가 조절되는 호르몬으로 신장세뇨관에서 칼륨을 배출하고 나트륨을 재흡수하여 소변량을 조절하는 역할을 한다. 대표적인 것으로 알도스테론이 있다. 결핍 시 다뇨증, 저혈압, 탈수증을 발생시킨다.

○ **당질코르티코이드**

당질코르티코이드의 대표적인 것은 코르티솔cortisol · 코르티손cortisone · 코르티코스테론corticosterone 등이 있다. 코르티솔과 코르티코스테론은 단백질의 이화작용을 촉진시켜 간에서의 아미노산 생산을 도와 혈당량을 증가시킨다. 또한 항염증, 항알러지 작용을 하며 아드레날린의 피드백에 필수적인 호르몬이다. 당질코르티코이드의 분비는 일주기성日週期性이 있으며 스트레스가 되는 자극이 주어지면 뇌하수체의 부신피질 자극호르몬의 분비가 왕성해져 그 결과 당질피질 호르몬이 다량으로 분비되어 자극에 적응할 수 있도록 체내조건을 만든다. 결핍 시 저혈당증, 근육약화, 빈혈, 저혈압, 식욕저하, 체중감소 등의 증상이 나타난다.

F. 성호르몬

척추동물의 성호르몬은 콜레스테롤의 유도체인 스테로이드형으로 생식소와 부신피질에서 찾아볼 수 있다. 에스트로겐·안드로겐·프로게스테론이 대표적인 성호르몬으로 에스트로겐과 안드로겐은 성행위와 생식주기를 조절함은 물론, 성장·분화·발생·조절하는데 중요한 구실을 한다.

에스트로겐은 주로 여성 호르몬이고 안드로겐은 주로 남성 호르몬으로 작용하며, 프로게스테론은 여러 가지 스테로이드형 호르몬 생성의 중간형으로 나타난다. 스테로이드 호르몬의 생성은 난포자극호르몬FSH과 황체형성호르몬LH의 지배를 받으며 생식선자극 호르몬은 남성과 여성에 모두 존재한다.

○ **남성호르몬**

남성호르몬인 안드로겐 중에서는 테스토스테론과 디하이드로테스토스테론이 가장 중요한 호르몬으로서 음경·수정관·저장낭·전립선·부정소副精巢와 2차 성징에 해당하는 구조의 분화를 촉진한다.

그뿐 아니라 안드로겐은 전반적인 성장과 단백질합성에 관여하며, 특히 근원섬유 단백질합성을 촉진함으로써 여성에 비해 남성이 좀더 근육성 특징을 나타낸다.

포유류의 정소에는 세정관이 있는데, 이 세정관에서 난포자극 호르몬의 자극을 받아 정자가 형성된다.

세정관을 이루는 세르톨리sertoli 세포는 정자 형성
과정에 있는 정모세포를 지지하고 있을 뿐만 아니라
안드로겐 수용단백질을 합성한다. 세정관 사이에
위치하는 간세포인 레이딕leydig 세포가 황체형성
호르몬의 자극을 받아 스테로이드형 호르몬을 합성하는
부위이다.

○ **여성호르몬**
대표적인 여성호르몬인 에스트로겐은 척추동물의 난소·
정소 및 부신피질에서 생성되는 스테로이드형
호르몬으로서 우선 콜레스테롤이 프로게스테론으로
전환되고, 프로게스테론이 안드로겐으로, 그리고
안드로겐에서 에스트로겐이 만들어진다.
여성의 생식기는 여성 배아胚芽 내에 안드로겐이 결핍되기
때문에 분화하며, 그 외의 여성 성기의 성장과 성숙은
에스트로겐에 의해 자극을 받아 이루어진다.
또한 에스트로겐은 여성의 2차 성징을 분화시키고
생식주기를 조절한다. 태아기의 성기 분화는 안드로겐의
분비 유무에 달려 있다. 안드로겐이 분비되지 않을 경우
뮐러관이 보존되고, 볼프관은 제거되면서 여성 생식기가
발달한다. 남성 생식기는 안드로겐의 분비에 의해
그 반대의 과정을 거쳐 발달한다. 정상적인 남성 개체의

발생과정에서 모체의 에스트로겐은 단백질과 결합함으로써 남성 태아 내의 에스트로겐 농도를 계속 낮게 유지해 준다.

○ **프로게스테론** progesterone

프로게스테론은 남성호르몬과 부신피질호르몬의 전구체다. 프로게스테론은 정소에서 만들어져 고환에서는 테스토스테론으로 전환되며 부신에서는 코르티코스테로이드로 전환된다. 프로게스테론과 테스토스테론은 새로운 골형성을 활성화시키는 작용을 한다.

여성의 경우 프로게스테론은 난소에 있는 황체에서 분비되지만 임신중인 여성의 태반에서 분비되기도 한다. 여성에서 프로게스테론의 주된 역할은 에스트로겐과 함께 생식주기를 조절하는 것이다.

생식주기를 조절함으로써 여성의 몸, 특히 자궁벽을 임신에 맞추어 변화시키며 임신하게 되면 분만까지 임신을 유지하는 역할을 맡는다. 프로게스테론은 뇌하수체에서 분비되는 황체형성호르몬 LH에 의해 조절된다. 황체형성호르몬에 의해 여포에서 배란이 끝나 황체가 형성되면 여기서 프로게스테론이 분비된다. 프로게스테론이 자궁벽에 작용하면 두께가 두꺼워져서 수정이 되었을 경우 수정란이 착상되기 좋은 환경을 만든다. 또한 프로게스테론은 에스트로겐을 억제하여 생식주기가 다시 처음 단계로 돌아가도록 한다. 만일 임신이 되면 황체가 계속 존재하여 프로게스테론을 분비함으로써 임신이 계속 유지되며, 이후 황체가 없어져도 태반이 프로게스테론을 분비한다. 이외에도 가슴 쪽의 세포에서는 젖이 나오는데 관여한다. 체온상승, 혈당조절, 체지방 감소, 이뇨작용에도 영향을 주는 것으로 알려져 있다. 콜레스테롤로부터 프로게스테론이 만들어지며 프로게스테론은 남성 호르몬인 안드로겐을 생성하고 안드로겐은 에스트로겐을 만든다.

G. **당지질** Glyco lipid

대뇌 大腦 cerebrum에서 처음으로 추출되었으므로 세레브로시드 cerebroside라 불렀는데 현재는 글리코리피드 당지질 glycolipid이라 한다.

당을 구성성분으로서 함유하는 지질군의 총칭으로 인지질과 같이 복합지질계를 대표한다. 동물계·식물계·균류·세균류에 널리 존재하며 인지질보다 존재량은 적다.

당지질은 스핑고 당지질 sphingo glycolipid과 글리세로 당지질 glycerol glycolipid로 크게 나뉜다. 전자는 주로 동물계를, 후자는 식물계와 세균계를 특징짓는다. 전자를 대표하는 것으로는 갈락토세레브로시드glacto-cerebroside, 글루코세레브로시드 glucocerebroside, 글로보시드globoside 등의 중성 스핑고 당지질과 강글리오시드ganglioside 등의 산성 스핑고 당지질이 있고, 글리세로 당지질에는 모노 및 디갈락토실디아실글리세롤 등이 있다.

대부분의 당지질은 생체막의 주요한 구성성분으로서 막의 표면에 존재하고, 세포의 막항원, 혈액형 물질, 세포간 상호식별, 세포증식조절 등 중요한 막기능에 관련하는 것으로 알려져 있다.

H. 지단백Lipoprotein

짧은 사슬과 중간 사슬 지방산, 그리고 일부 글리세롤은 확산되어 혈류를 통해 직접 간으로 이동된다. 간에서는 이들을 중성지방으로 재합성한 다음 여기에 콜레스테롤, 인지질, 그리고 단백질을 결합시켜 지단백질을 합성하고, 이어서 혈중으로 방출하여 인체조직세포로 보낸다.

즉, 지단백질은 중성지방, 인지질, 콜레스테롤, 그리고 단백질이 결합된 형태로서 혈중에서 지질을 운반하는 주된 형태이기 때문에 매우 중요하다. 중성지방, 인지질, 콜레스테롤 같은 혈액 속의 주요 지질들은 제각기 따로 순환하는 것이 아니라 단백질 복합체의 형태로 운반되는 것이다. 만일 혈중 지질이 단백질과 결합하지 않는다면 마치 비균질화된 우유의 크림과 같이 혈액을 부유하게 될 것이다.

지단백은 그 밀도에 따라 유미과립지단백 킬로미크론 chylomicrons·초저밀도지단백 VLDL·중저밀도지단백 IDL·저밀도지단백 LDL·고밀도지단백 HDL 으로 분류되며 각각의 종류에 따라 크기·밀도·단백질 함량은 물론, 중성지방·콜레스테롤·인지질 등의 함량비가 서로 다르다.

○ **킬로미크론** chylomicrons
  유미과립지단백으로 불린다. 지단백 중 가장 크며 밀도는 가장 낮다. 소장에서 합성되며 중성지방이 주성분이며 동맥경화와 관련이 없다.
○ **초저밀도지단백** VLDL
  간에서 합성되고 중성지방이 50% 정도 차지한다. LDL과 HDL의 전구체다. 동맥경화에 영향을 준다.
○ **중저밀도지단백** IDL
  초저밀단지단백보다 중성지방은 적게, 콜레스테롤은 더 많이 함유하고 있다.
○ **저밀도지단백** LDL
  간에서 만들어진 콜레스테롤을 온몸의 세포로 운반한다. 혈청 콜레스테롤의 60~70%를 운송하는 주요한 콜레스테롤 운반체이다.
  특히 산화된 저밀도지단백(OX-LDL)은 동맥경화를 직접 유발한다.

세포와 콜레스테롤

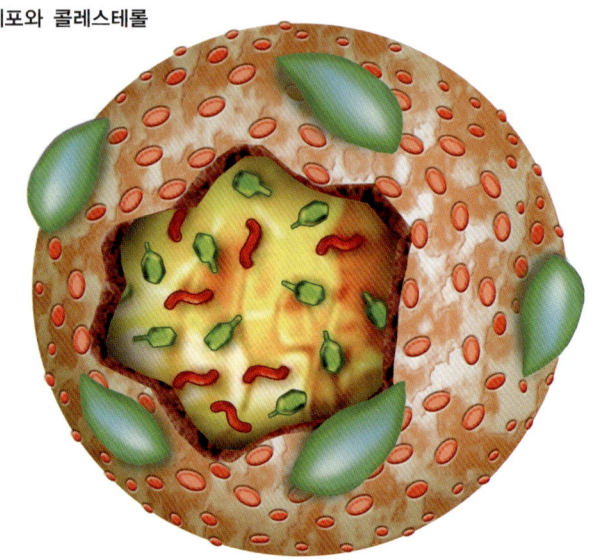

○ **고밀도지단백**HDL

주로 간에서 생성되나 소장에서도 일부 생성된다. 지단백 중 가장 작고 30~50%가 단백성분이며 지방의 50%가 인지질, 30%는 콜레스테롤로 구성되어 있다. 말초조직에서 간으로 콜레스테롤을 이동시킨다.

혈장 지단백의 종류 및 특성

지단백		CHYL	VLDL	IDL	LDL	HDL
비중(g/㎖)		<0.95	0.96-1.006	1.007-1.019	1.020-1.063	1.064-1.21
직경(nm)		500	43	27	22	8
공급원		소장	간, 체내	VLDL	VLDL, IDL	간, 소장, CHYL, VLDL
작용		음식TG 운반	TG운반, 간, 체내, 말초세포	LDL 전구체	콜레스테롤 운반	콜레스테롤 역수송
조성 (%)	Triglyceride	90%	65%	20%	5%	5%
	Cholesterol	5%	15%	25%	50%	25%
	Phospholipid	4%	10%	35%	25%	20%
	Protein	1%	10%	20%	20%	50%
아포단백		A, B48	B100, C, E	B100, E	B100	A, C, E

13. 지방산의 종류

A. 포화지방산

포화지방산은 상온에서 대부분 고체상태이다. 음식으로 흔히 섭취할 수 있는 동물성지방과 열대산의 식물기름에 다량 함유되어 있다.

동물성지방은 쇠고기, 돼지고기, 유제품 등이고 식물성기름은 코코넛, 야자 등 열대식물로부터 얻어지는 기름이다. 포화지방산이라 함은 지방의 분자가 모두 수소로 치환되어 화학적으로 더 이상 수소를 첨가할 수 없는 상태를 말한다. 포화지방산은 체내에서 세포막의 구성성분와 에너지의 원료, 그리고 장내 세균의 먹이로 이용된다.

우유에 있는 탄소수 4개의 butyric acid와 탄소수 6개의 carproic는 장내에 있는 박테리아의 먹이로 장을 튼튼히 해준다. 탄소수 8개의 caprylic Acid는 소장에서 칸디다 같은 곰팡이의 성장을 억제한다. 즉, 포화지방산 중 짧은 사슬은 박테리아의 먹이로 사용되며, 중간 사슬은 체내에서 에너지로 사용되고, 긴 사슬은 세포막의 구성물질로 사용된다.

포화지방산의 탄소수가 많으면 절단에 사용되는 에너지가 많이 소비되기 때문에 long chain 포화지방산은 에너지원으로 사용되지 않는다.

B. 불포화지방산

불포화지방산은 상온에서 액체이고 포화지방산은 상온에서 고체이다. 상온이란 보통 15℃를 말한다. 체내에서 불포화지방산은 포화지방산보다 활성이 강하다.

인체 내에서 필요한 지방산의 종류는 약 20종이며 대부분 섭취된 음식을 기초로 합성되지만, 오메가6지방산인 리놀산 Linoleic acid과 오메가3지방산인 알파리놀렌산 α-linolenic acid 등은 체내에서 합성되지 않아 외부로부터 섭취되어야 하며 이 지방산을 필수지방산이라 부른다.

불포화지방산은 오메가3와 오메가6, 그리고 오메가9으로 분류된다. 식물성 불포화지방산은 특성에 따라 오메가3 α-linolenic acid 알파리놀렌산, 오메가6 linoleic acid 리놀산 또는 오메가9 oleic acid 올레산을 주성분으로 한다.

그리고 동물성 오메가3지방산으로는 등푸른 생선이나 대구의 간에서 추출되는 Linolenic acid^{EPA,DHA}가 있다.

불포화지방산은 인체세포의 중요한 세포막의 구성물질이며, 에너지원이자 자연치유호르몬인 프로스타글란딘^{prostaglandin}의 원료가 된다. 프로스타글란딘은 면역조절 및 생리활성물질의 전구물질로 작용한다. 이러한 불포화지방산은 주로 식물종자에 다량 존재한다.

불포화지방산은 올레산, 리놀산, 리놀렌산의 3종류로 구성되어 있다. 이 중 리놀렌산의 활성력이 가장 크며 신체 내에서 자연치유호르몬인 PG^{프로스타글란딘 prostaglandin}로 합성되어 염증과 종양에 대한 면역조절작용과 혈압 및 혈당 등을 조절하는 중요한 역할을 한다. 그러나 들기름, 아마인유, 달맞이꽃 종자유, 참기름 등에 다량 함유된 리놀렌산은 탄소이중결합이 무려 3개 이상 포함되어 있기 때문에 산화되기 매우 쉬우므로 제조와 보관에 각별한 주의가 필요하다.

한편 오메가3·6·9을 가진 모든 지방산은 섭씨 25도 이상에서 자동산화 또는 광산화된다.

시판되는 식용유는 압착추출과정에서 자연 발생하는 100~150℃의 고온에서 산화된 후 그 다음 단계인 중화→표백→탈취로 이어지는 정제과정에서 200℃ 이상의 고온처리와 독성이 강한 화학물질에 직접 노출되어 심하게 산화되고 변성된다. 이러한 불량 지방산을 섭취할 경우 정상적인 세포막과 핵막, 그리고 미토콘드리아막을 심하게 산화시켜 다양한 염증성질환을 유발할 것이다. 또한 산화되고 변성된 불량 지방산은 핵과 미토콘드리아의 유전자DNA를 변이시켜 암을 비롯한 각종 만성질환을 일으키는 돌연변이원으로 작용한다.

LNA리놀렌산 linolenic acid는 이중결합이 3개, LA리놀산linoleic acid는 이중결합이 2개, OA올레산 oleic acid는 1개이며 올레산이 효능은 가장 약한 반면에 가장 산화되기는 어렵다. ALA알파리놀렌산 α-linolenic acid는 식물성 오메가3지방산이며 신체 내에서 PG3프로스타그란딘prostaglandin3를 생성하여 면역 및 생리활성을 조절하는 작용을 하며 들깨와 아마인에 가장 많이 함유되어 있다.

그리고 초유에서 발견되는 감마리놀렌산γ-linolenic acid과 리놀산Linoleic acid은 오메가6로 분류되며 신체 내에서 PG-1프로스타그란딘 prostaglandin1을 생성하여 면역 및 생리활성을 조절하는 작용을 하는데 그 작용이 PG3프로스타그란딘prostaglandin3와 거의 비슷하며 달맞이꽃 종자에 다량 함유되어 있다.

그리고 오메가6지방산인 리놀산은 콩과 해바라기씨에 풍부하게 함유되어 있으며, 올레산은 오메가9지방산으로 유채씨와 올리브씨에 다량 함유되어 있다.

불포화지방산은 세포막을 통해 세포와 조직, 그리고 기관에 산소공급을 도와주므로 인체호흡에 대단히 중요하다. 이들은 세포가 분열할 때 크로모솜chromosome의 분열에서부터 시작하여 말단조직인 머리카락이나 손톱·발톱·피부까지 영향을 미친다.

세포들의 탄력이나 유동성을 단백질·콜레스테롤과 같이 뭉

쳐서 건강한 생체막을 만들도록 해준다. 혈전의 생성을 방지하고 혈관벽에 필요없이 붙어있는 콜레스테롤을 부수어 주는 역할도 한다. 그리고 인체에는 부신·갑상선·뇌하수체·흉선·정소·난소 등 수 많은 내분비선들이 존재하며 불포화지방산은 이러한 분비선 세포막의 구조물질로 내분비선의 정상적인 기능을 유지시켜 준다. 또한 건강한 피부와 점막의 건강을 위해서도 불포화지방산의 충분한 공급은 필수적이다.

그리고 불포화지방산은 비타민D와 협력하여 조직에서 칼슘을 효과적으로 이용할 수 있도록 도와주며 베타카로틴을 비타민A로 전환시키는 과정에도 작용한다.

14. 오메가3·6·9 지방산의 분류와 작용

지방산은 포화지방산과 불포화지방산으로 분류된다. 포화지방산은 동물에 많이 존재하는 고체상태의 지방산이며, 불포화지방산은 식물에 많이 존재하는 산화되기 쉬운 액체상태의 지방산이다. 그리고 불포화지방산은 탄소이중결합의 순서에 따라 오메가3·6·9 지방산으로 다시 분류된다.

오메가3·6·9 지방산은 화학적 구조와 활성이 달라 인체 내에서 각각 독특한 작용을 한다. 불포화지방산 중에서 오메가3지방산과 오메가6지방산은 인체 내에서 생합성되지 않기 때문에 필수지방산이라고 한다.

A. 오메가3지방산
오메가3지방산이란 가장 유연성이 좋은 불포화지방산으로 체내에서 합성이 불가능한 필수지방산으로 외부에서 반드시 공급받아야 한다. 이 지방산은 뇌와 생식기관 그리고 백혈구 등의 세포막 인지질 성분이 된다. 유연성과 활성이 가장 큰 반면에 산화가 매우 쉽게 일어나므로 산화되지 않도록 조심해야 한다. 들깨·아마인·호두·등푸른 생선 등에 다량 함유되어 있다.

B. 오메가6지방산

오메가6지방산이란 6번째 탄소에 이중결합이 존재하는 불포화지방산이며 오메가3와 마찬가지로 체내에서 합성이 불가능하므로 외부에서 반드시 섭취되어야 한다. 이 지방산도 오메가3와 같이 유연성과 활성이 뛰어나 심장과 혈관, 그리고 피부 등의 세포막 구성성분이 된다. 오메가6지방산도 쉽게 산화되므로 산화되지 않도록 신경써야 한다. 달맞이꽃 종자·해바라기씨·콩·호박·포도씨 등에 다량 함유되어 있다.

C. 오메가9지방산

오메가9이란 9번째 탄소에 이중결합이 존재하는 불포화지방산이다. 이 지방산은 체내에서 합성되지만 스트레스와 독소에 노출된 경우 만성적인 결핍현상이 나타나므로 외부로부터 꾸준히 보충해야 한다. 이 지방산은 유연성과 활성이 포화지방산보다는 커서 관절과 간, 그리고 폐 등의 세포막 구성성분이 된다. 유채씨·올리브·동백종자 등에 다량 함유되어 있다.

15. 필수지방산^{필수불포화지방산/오메가3지방산·오메가6지방산}

A. 필수지방산의 개요

필수지방산은 비타민F라 하며 불포화지방산 중에서 체내에서 합성할 수 없는 지방산으로 반드시 음식을 통해서 섭취되어야만 하는 지방산을 뜻한다. 필수지방산 중에서 가장 중요한 지방산은 오메가6지방산 계열의 LA^{리놀산 linoleic acid}와 다른 하나는 오메가3지방산 계열의 ALA^{알파리놀렌산 α-linolenic acid}이다.

　이 두 종류의 지방산으로부터 우리몸은 여러가지의 지방산 유도체를 만든다. 필수지방산들은 세포막의 중요한 구성성분이지만 더 중요한 것은 자연치유호르몬인 PG^{프로스타글란딘 prostaglandin}의 원료라는 점이다.

오메가6지방산인 LA^{리놀산 linoleic acid}로부터 효소의 도움을 받아 GLA^{감마리놀렌산 γ-linolenic acid}가 생성되고 GLA^{감마리놀렌산 γ-linolenic}

acid는 DGLA디호모감마리놀렌산 dihomo γ-linolenic acid로 전환된 후 자연치유호르몬인 PG-1군프로스타글란딘 prostaglandin-1으로 최종 합성된다. 특히 PG-1군의 물질들은 인체의 면역기능에 대단히 중요하여 염증을 치료하거나 혈전물질을 없앤다거나 통증을 없애는 등 성인병의 치료와 예방에 주로 작용한다.

DGLA 중 일부가 AA아라키돈산 arachidonicacid로 전환된 후 자연치유호르몬인 PG-2군프로스타글란딘 prostaglandin-2으로 최종 합성된다. 이 호르몬은 PG-1군의 작용을 견제하거나 조절하는 역할을 한다.

PG-2군의 물질들은 출혈·통증·혈전생성 등 대부분 고통스러운 반응을 유발하지만 이러한 생리작용이 인체에 부정적인 것은 아니다. 예를 들면 산모가 출산할 때는 PG-2프로스타글란딘 prostaglandin-2가 필요하므로 산모의 세포막에 있는 오메가6계에 있는 불포화지방산들이 PG-2프로스타글란딘 prostaglandin-2의 원료가 되어 출산을 돕는다.

또한 PGI2 물질들은 PG-2군프로스타글란딘 prostaglandin-2 계열의 물질이지만 혈전을 억제하는 효과가 있다. 이와 같은 작용은 자율신경계에 의해 자동적으로 조절된다. 따라서 PG-2군프로스타글란딘 prostaglandin-2의 대사도 인체에서는 없어서는 안될 중요한 대사과정인 것이다

오메가3지방산인 ALA알파리놀렌산 α-linolenic acid로부터 효소의 도움을 받아 EPA 및 DHA가 생성되고 자연치유호르몬인

PG-3군 프로스타글란딘 prostaglandin-3으로 최종 합성된다. 대부분의 프로스타글란딘-3군의 산물들은 프로스타글라딘-1군의 물질들과 유사하게 작용하여 퇴행성질환을 예방하거나 치료하는 역할을 한다.

필수지방산들은 혈구생성·혈관생성·점막과 피부기능의 정상화·성장·세포분열·뇌기능·면역기능·주름·학습능력·다이어트·에너지 생성·상처 치유 등에 필수적인 역할을 수행한다.

이런 필수지방산의 섭취가 부족하거나 필수지방산의 대사에 필요한 영양물질들을 제대로 섭취하지 못한다면 결과적으로 암을 비롯한 퇴행성만성질환을 피할 수 없다. ALA 알파리놀렌산 α-linolenic acid는 좋은 콜레스테롤이라고 불리는 HDL의 양을 증가시키고 중성지방의 양을 감소시킨다. 나쁜 콜레스테롤이라고 불리는 LDL은 점도가 낮고 부피가 크므로 산화되면 혈관벽에 붙으려는 경향이 있다. ALA 알파리놀렌산 α-linolenic acid는 동맥혈관에서 혈전의 생성을 막아주고 혈압을 조절하며 종양의 생성을 억제시키는 것으로 나타나 있다.

필수지방산의 부족은 정신분열증·학습능력 저하·감각이상·호르몬이상·눈건조증·신경이상·불임증·피로·피부염·시력저하·성장저하·부종·부정맥 등 인체의 모든 세포와 조직, 그리고 기관에 문제를 야기시킨다.

질병의 치유목적으로 필수지방산를 섭취할 경우 품질과 섭취량을 반드시 고려해야 한다.

필수지방산은 반드시 산화되지 않은 노유파 지방산을 섭취해야 하며 일일 최대 섭취량은 오메가3의 경우 10g이며 오메가6의 경우 20g을 넘으면 안된다. 왜냐하면 지방산의 섭취량이 과도할 경우 인체가 사용하고 남은 지방산이 혈액 내에서 산화될 수 있기 때문이다. 만일 지방산의 산화가 문제될 경우 항산화제인 C3G를 같이 섭취함으로써 이 문제를 해결할 수 있다.

인체에 필요한 오메가3와 오메가6지방산의 비율은 1:2 정도가 이상적이다. 현대인의 경우 오메가3의 섭취가 절대적으로 부족하므로 오메가3의 섭취량을 최대한 늘려야 할 것이다.

B. 모체 필수지방산과 대사체 필수지방산

인체의 세포막이 필요로 하는 지방산은 오메가 3·6·9의 3가지 종류가 있다. 이 중 필수지방산으로 불리는 오메가3지방산과 오메가6지방산은 체내에서 합성이 안 되기 때문에 외부로부터 섭취해줘야 한다. 그리고 오메가3와 오메가6라 불리는 필수지방산에는 모체와 대사체 두 종류가 있다.

모체 필수지방산 1차 필수지방산은 LA 리놀산 linoleic acid와 ALA 알파리놀렌산 α-linolenic acid가 있으며 대사체 필수지방산 2차 필수지방산은 GLA 감마리놀렌산 γ-linolenic acid·AA 아라키돈산 arachidonic acid·DHA·EPA가 있다.

인체는 지방산을 필요로 할 때 모체 필수지방산을 대사시켜 대사체 필수지방산을 만들어 쓰고 남은 모체 필수지방산은 에너지로 사용한다. 평상시에는 모체 필수지방산을 섭취하는 것이 가장 바람직하나, 응급시에는 대사체 필수지방산이 필요한 경우도 있다.

C. 필수지방산과 PG프로스타글란딘 prostaglandin의 합성경로

- PG프로스타글란딘 prostaglandin

  장기나 체액 속에 널리 분포하면서 극히 미량으로 생리작용을 한다. PG라고 약칭한다.
  1930년 미국의 산부인과 의사인 클츠록이 사람의 정액에 자궁을 수축·이완시키는 작용이 있다는 것을 보고하였다. 후에 그 유효성분이 전립선前立腺에서 나온다고 생각하여 프로스타글란딘이라고 이름을 붙였다. 생체 내에서는 필수지방산을 재료로 하여 효소의 작용으로 만들어진다.
  프로스타글란딘은 정액 중에 존재하는 자궁근子宮筋의 수축물질로서 최초에 발견되었으나 필수지방산인 알파리놀렌산, 아라키돈산, 감마리놀렌산에서 합성되어, 면역조절작용·혈압조절작용·혈당조절작용 등 여러 가지 조직에 특징적인 생리작용을 보이는 자연치유호르몬으로 작용한다.

○ 지방산 대사와 PG 합성경로

오메가^{W}3 지방산 대사

18:3 W3   **ALA**α-linolenic acid
       ↓ enzyme
18:4 W3   **SDA**Steari Donic Acid
       ↓ enzyme
20:4 W3   **ETA**Elcosa Tetraenoic Acid
       ↓ enzyme
20:5 W3   **EPA**Elcosa Pentaenoic Acid ⟶ **PG**프로스타글란딘 prostagladin**3 seriese**
       ↕ enzyme
22:6 W3   **DHA**Docosa Hexaenoic Acid

오메가^{W}6 지방산 대사

18:2 W6   **LA**Linoleic Acid
       ↓ enzyme
18:3 W6   **GLA**γ-Linolenic Acid
       ↓ enzyme
20:3 W6   **DGLA**Dihomo γ-Linolenic Acid ⟶ **PG**프로스타글란딘 prostagladin**1 series**
       ↓ enzyme
20:4 W6   **AA**Arachidonic Acid ⟶ **PG**프로스타글란딘 prostagladin**2 seriese**
       ↓ enzyme
18:4 W3   **SDA**Steari Donic Acid

오메가^{W}7 지방산 대사

16:0 **PA**Palmitic Acid
  ↓ enzyme
16:1 W7 **POA**Palmitoleic Acid
  ↓ enzyme
16:2 W7 **CTA**공액트랜스지방산

오메가W 9 지방산 대사

18:0 **SA**Stearic Acid
  ↓ enzyme
18:1 W9 **OA**Oleic Acid

AA아라키돈산 arachidonic acid**의 대사과정**

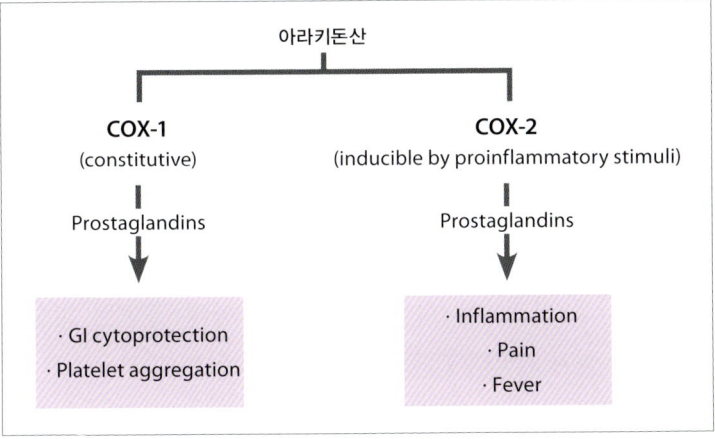

16. 지방의 흡수와 저장

위와 소장, 그리고 췌장에서는 지방이 글리세롤과 지방산으로 쉽게 변화될 수 있도록 지방을 잘게 부수는 리파아제라는 소화효소를 방출한다. 이들은 소장벽을 통해 흡수되어 간으로 이동한 후 에너지원으로 대사된다. 이 변화는 영양물질이 혈액으로 유입되기 전까지 음식 알레르기 같은 반응없이 정상으로 진행될 때 가능하다.

지방산과 글리세롤 형태로 소화계를 통해 흡수된 지방은 림프계를 거쳐 순환계로 돌아온다. 에너지원으로 사용하고 남은 지방산은 조직의 지방세포에 저장된다. 지방은 위장관의 운동이 활발하거나 지방을 분해시키는 담즙의 분비가 적으면 흡수율이 감소된다.

엑스선치료나 방사선은 체내 필수지방산을 파괴시킨다. 이

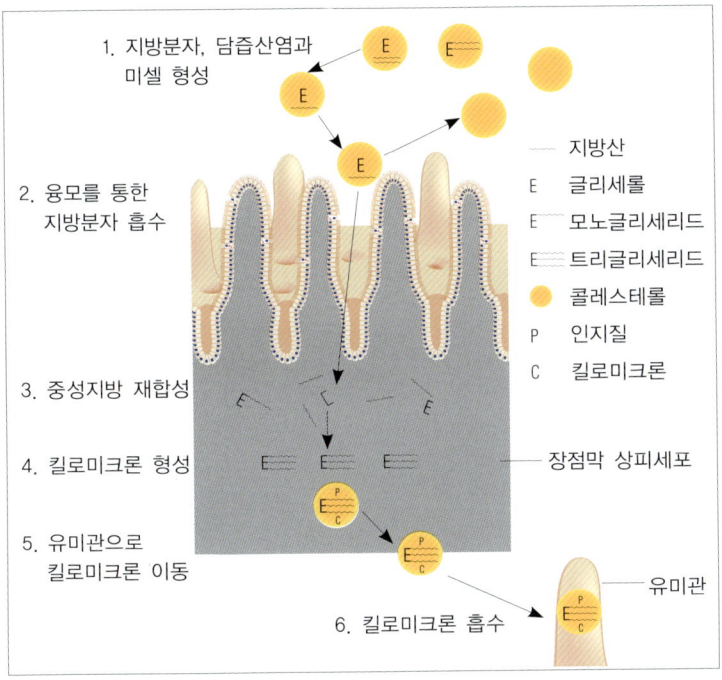

때 C3G와 같은 항산화제를 충분히 복용하면 예방할 수 있다. 불포화지방산은 열이 가해지거나 공기와 접촉되거나 햇빛에 노출되면 쉽게 파괴되어 변질된다.

음식으로 섭취하는 대부분의 지방은 중성지방으로서 약 95%를 차지하며, 나머지 5%는 인지질과 콜레스테롤이다. 중성지방은 서로 다른 몇 가지 지방산을 포함하고 있다. 섭취한 지방은 담즙과 소화효소의 작용에 의해 지방산, 글리세롤, 인지질, 콜레스테롤로 분해되어 소장의 점막세포 속으로 흡수된다.

이처럼 소장 내에서 흡수된 지방은 지방산의 탄소사슬 길이에 따라 서로 다른 흡수경로를 거치게 된다.

긴사슬 지방산은 소장 점막세포를 통과한 후 글리세롤과 결합하여 다시 중성지방을 합성한다. 소장을 통해 흡수된 지방산 중 약 70%는 중성지방으로 합성된다. 소장 상피세포에서 합성된 중성지방이 혈류로 유입되면 바로 이 중성지방에 혈중 단백질이 1% 정도 결합하여 물에 쉽게 용해되는 소립자를 형성한다. 이러한 소립자 상태의 지단백질은 혈류 흐름에 따라 보다 이송되기 쉬운 상태가 되는데 이것을 유미과립이라고 한다. 유미과립은 유미관을 통해 림프관으로 이송되며, 이어서 순환계에 합류하게 된다.

한편, 짧은 사슬과 중간 사슬 지방산, 그리고 일부 글리세롤은 확산되어 혈류를 통해 직접 간으로 이동한다. 간에서는 이들을 중성지방으로 재합성한 다음 여기에 콜레스테롤·인지질·단백질을 결합시켜 지단백질을 합성하고, 이어서 혈중으로 방출하여 인체 조직세포로 보낸다.

즉, 지단백질은 중성지방·인지질·콜레스테롤 그리고 단백질이 결합된 형태로서 혈중에서 지질을 운반하는 주된 형태이기 때문에 매우 중요하다. 중성지방·인지질·콜레스테롤 같은 혈액 속의 주요 지질들은 제각기 따로 순환하는 것이 아니라 단백질 복합체의 형태로 운반되는 것이다. 만일 혈중 지질이 단백질과 결합하지 않는다면, 마치 비균질화된 우유의 크림과 같이 혈액을 부유하게 될 것이다. 이처럼 지질의 혈중 운반체로서 역할을 하는 지단백질에는 초저밀도지단백질·저밀도지단백질·고밀도지단백질이 있다.

특별히 고밀도지단백질HDL은 최소한의 콜레스테롤만을 함유하고 있다. 저밀도 또는 초저밀도지단백질은 많은 지방을 함유하고 있으며, 적은 양의 단백질만을 함유하고 있다.

일반적으로 초저밀도지단백VLDL은 주로 중성지방의 함량이 높아서 간에서 다른 말초조직 세포로 중성지방을 운반하며, 저밀도지단백질LDL은 간에서 다른 조직세포로 총콜레스테롤의 60~80%를 운반하며 동맥벽과 가장 큰 친화도를 갖고 있다. 저밀도지단백질LDL은 동맥조직 내로 콜레스테롤을 운반시키고, 결국 혈관중간층을 이루는 평활근의 비대를 초래하여 관상동맥질환의 과정에서 동맥내강을 좁히고 동맥을 손상시키는 원인이 된다.

고밀도지단백질HDL과 심장질환의 예방
- 동맥벽으로부터 콜레스테롤을 떼어내어 간에 있는 담낭으로 콜레스테롤을 운반하여 분해한 후 소장을 통해 배설되도록 한다.
- 고밀도지단백질HDL이 동맥벽으로 진입할 때 저밀도지단백LDL과 경쟁적으로 작용한다.

고밀도지단백질HDL은 전신을 순환하다가 초저밀도지단백VLDL과 유미과립으로부터 콜레스테롤 등을 넘겨받아 축적한다.

콜레스테롤이 충분히 축적되고 나면 고밀도지단백질HDL은 간으로 가서 분해된다. 이처럼 고밀도지단백질HDL은 저밀도지단백질LDL과는 반대방향으로, 즉 말초조직에서 간으로 콜레스테롤을 운반하여 처리되도록 한다.

저밀도지단백질LDL과 고밀도지단백질HDL의 총 콜레스테롤에 대한 비율은 심질환 발생을 예측하는 중요한 지표이다. 그 비율은 저칼로리의 저포화지방 식이에 의해서 개선된다. 정기적인 유산소 운동은 HDL의 수준을 증가시키고 LDL의 비율은 낮춘다.

17. 지방산의 섭취용량

음식으로 섭취되는 지방은 양과 종류 및 품질에 따라 인체에 도움을 줄 수도 있으며 반대로 해를 끼칠 수도 있다.

의학계의 최근 보고에 의하면 사망원인의 90%는 몸에 지방이 많거나, 부족하거나, 균형이 잡히지 않거나, 잘못된 지방이 많기 때문이라고 한다.

노유파 지방산은 염증을 억제하지만 과산화 지방산은 염증을 악화시키고, 오메가6를 과도하게 섭취할 경우 염증과 비만, 그리고 종양을 유발할 수 있다.

하루의 총 열량 중 최소한 12%는 불포화지방산이어야 하며 OA올레산 oleic acid 약 6%, LA리놀산 linoleic acid는 약 4%, ALA알파리놀렌산 α-linolenic acid가 약 2% 정도 요구된다.

그러나 사람에 따라 동물성지방과 탄수화물의 섭취 정도가 다르기 때문에 LA리놀산 linoleic acid의 필요량은 달라질 수 있다. 즉 고기나 유제품 같은 포화지방산과 탄수화물 섭취량이 과다할 경우 필수지방산의 섭취량도 증가하여야 한다. 식사 중 비타민E 섭취는 필수지방산의 흡수를 돕는다.

불포화지방산을 복용할 때는 C3G를 비롯한 비타민A·C·E 및 아연과 셀레늄 같은 항산화제를 같이 복용하여야 한다. 이들 항산화제들은 불포화지방산들이 해로운 물질이나 산소에 접촉되어 변질되거나 산화되는 것을 방지하기 때문이다. 만일 유해산소가 불포화지방산과 결합하여 산화되면 세포막 내의 단백질을 손상시켜 신체기능을 약화시킨다.

이상적인 열량 섭취비율

영양소 종류	탄수화물	단백질	지방	합계
섭취비율(%)	60	20	20	100

이상적인 지방산 섭취비율

지방산 종류	오메가3	오메가6	오메가9	포화지방산
섭취비율	1	2	3	3

18. 불포화지방산의 결핍과 응용

A. 불포화지방산의 결핍과 불량 불포화지방산

세포막은 인지질·단백질·당·콜레스테롤 등 여러가지 성분들로 구성되어 있으나 그 중에서 가장 중요한 부분은 불포화지방산이다. 세포 안에 있는 핵막·골지체막·리소좀막·미토콘드리아막 등의 생체막에서도 마찬가지로 불포화지방산이 중요한 역할을 담당하고 있다.

불포화지방산의 부족과 산화되거나 변성된 불량 불포화지방산의 섭취는 신경전달과정의 이상 및 세포의 구조 및 효소들의 정상적 기능에 변화를 일으켜 세포기능에 이상을 초래한다. 그리고 정상적인 성장이나 치아의 발육에 중대한 영향을 끼치기도 한다. 또한 전립선·뇌·신장 기능도 비정상적으로 약해지고 생리불순·생리통 등의 생식기 이상이 나타나기도 한다.

비듬 또는 모발이 갈라지거나 윤택을 잃어버리며 손톱에 줄이 생기거나 알레르기 현상도 나타날 수 있다. 뿐만 아니라 피부건조증·여드름·주부습진·건선·피부염·담석·체중감소·설사·정맥류·부종·비만 등의 병변이 나타날 수 있다.

B. 불포화지방산의 활용

암을 비롯한 대부분의 만성퇴행성난치질환은 세포 내의 산소 결핍으로 발생한다. 산화되거나 변성된 불포화지방산의 섭취로 정상세포의 산소호흡률이 저하되면 세포는 병이 들거나 죽게 된다.

임상실험 결과 정상세포의 호흡손상 정도가 35%에 이르게 되면 세포는 죽거나 암세포화 된다는 사실이 확인되었다. 따라서 암과 비만의 치유와 예방을 위해서는 노유파 지방산으로 건강한 세포막을 형성시켜 세포 내에 산소를 충분히 공급해줘야 한다. 또한 불포화지방산은 피부궤양·아토피성피부염·습진·건선 등에도 큰 효과가 있어 외용제 또는 경구용으로 동시에 사용된다.

그리고 LA리놀산 Linoleic acid·ALA알파리놀렌산 α-linolenic acid는 성장에도 반드시 필요한 물질이다. 기관지 천식과 고초열·류머티즘도 불포화지방산으로 잘 치료된다. 또한 불포화지방산은 혈관벽에 과다하게 붙어있는 콜레스트레롤을 녹이며, 콜레스테롤이 혈관벽에 붙는 것을 방지하고 피하조직에 축적을 막아주기 때문에 특히 동맥경화 환자들의 치료에도 가장 필요한 물질이다.

불포화지방산은 혈중 콜레스테롤을 낮추기 때문에 동맥혈관이 굳어져 혈압이 올라가는 것을 방지한다. 또한 불포화지방산은 전립선염과 설사와 비만을 막아주며, 담낭을 제거한 경우와 담도가 막힌 경우에도 반드시 필요한 성분이다.

우리는 음식을 통해 여러 가지 형태의 잘못된 기름을 흡수한다. 특히 닭튀김·감자튀김과 같이 불포화지방산을 가열하여 만들어진 음식물은 과산화지방산과 트랜스지방산이 가득한 식품으로 암과 비만을 비롯한 만성난치성질환의 원인이 되는 매우 해로운 물질이다

불량 지방산의 해로운 작용을 중화시키고 세포막의 연쇄산화작용을 방지하기 위해서는 노유파 지방산과 강력한 항산화물질인 아로니아 C3G를 충분하게 섭취하지 않으면 안된다.

19. 정신질환에 대한 새로운 대안 「노유파 지방산」

오늘날 놀라운 기계·물질의 발달과 일의 전문화·세분화로부터 비롯된 인간의 소외와 고립, 그리고 중독현상 등이 현대사회의 가장 큰 문제가 되고 있는 시점에서 다양한 정신질환을 갖고 있는 사람들이 부쩍 늘어나고 있다.

현대인들은 도시생활에서 스트레스와 독소에 매우 취약하며, 그것은 정신질환과도 직결될 수 있다. 정신질환은 우리가 살아가면서 3명 중 1명이 걸릴 수 있는 흔한 질병이며 현대의학의 약물요법으로는 완치가 거의 불가능한 질병이지만, 자연의학의 자연치유요법으로는 정신질환의 예방과 완전치유가 가능하다.

정신질환은 뇌세포막과 미토콘드리아, 그리고 핵의 손상에서 발생하는 질환으로 정신분열증, 우울증, 조울증, 자폐증, 과잉행동증후군 등이 널리 알려져 있으며 우리나라에 약 2,000만 명의 잠재성 환자가 있는 것으로 추정되고 있다.

정신질환자가 만성화되는 비율은 약 60% 정도 되며 현대의학의 대증요법제의 치료율은 약 20% 미만으로 보고되고 있다.

클로자핀clozapine, 올란자핀olanzapine, 지프라시돈Ziprasidone, 리스페리돈risperidone 등의 신경정신계 약물로는 80% 이상의 환자들이 치료가 불가능하며 향후 대부분 만성화된다. 또한 환자들 중 약 60%가 8주 안에 약물의 부작용으로 약물 복용을 중단한다.

그렇다면 정신질환의 근본적인 해결을 위해 무엇을 어떻게 해야 하는가? 그 답은 현대의학의 합성약이 아닌 자연의학의 자연약에서 찾아야 할 것이다.

현대의학은 정신질환의 대부분이 세로토닌serotonine·도파민dopamine·아세틸콜린acetylcholine 등의 신경전달물질이 결핍되거나 이들 신경전달물질의 수용체receptor에 이상이 있다고 주장하고 있다. 그와 같은 이론에서 연구개발된 합성의약품들이 현재 사용되고 있는 대부분의 신경정신계 약물들이지만 그 효과는 20% 미만이다.

최근의 연구결과에서 신경전달물질과 신경세포수용체의 이상으로 발생하는 정신질환보다 뇌신경세포막과 핵, 그리고 미토콘드리아의 손상 등으로 오는 정신질환이 압도적으로 많다는 사실이 확인되고 있다.

A. 정신질환의 주원인

인간의 모든 세포는 세포막이라는 울타리로 둘러싸여 외부로부터 세포를 보호한다. 세포는 세포막을 통해 생존에 필요한 물질들을 공급받고, 노폐물을 배출시키기도 하며 신호전달의 수단으로 사용하기도 한다.

세포는 세포핵·리소좀·골지체·미토콘드리아 등 여러 가지의 기능을 갖는 물질들로 구성된다. 이들 세포 소기관들도 각기 자기들만의 막을 보유하고 있다. 그렇다면 이러한 막을 구성하는 있는 물질 중 가장 중요한 성분은 무엇일까? 그것은 바로 인지질phospholipid이다. 신경이 전달될 때 필요한 신경전달물질이나 칼슘 등을 둘러싸는 것도 인지질이며, 뇌세포의 산소호흡과 뇌세포 내 신호전달물질로 매우 중요한 역할을 수행하고 있는 것도 인지질이다. 또한 인지질phospholipid은 뇌 전체 성분의 무려 60%를 차지하고 있기 때문에 만일 뇌신경세포막의 인지질이 산화되거나 변성되는 경우 뇌의 신경전달기능이 저하되어 다양한 정신질환이 유발된다.

그러므로 원인불명의 다양한 정신질환을 해결하기 위해서는 신경전달물질이나 수용체의 문제로만 바라보지 말고 세포막의 구성물질이자 이차신호전달물질인 인지질phospholipid에서 그 원인과 해답을 찾아야 할 것이다.

B. 뇌신경세포에서 인지질phospholipid의 중요성

세포막을 이루고 있는 기본 성분인 인지질은 두 층으로 나뉜다. 한쪽은 세포 바깥쪽의 친수성이며 다른 한쪽은 세포 안쪽의 소수성으로 이루어져 있다.

인지질을 구성하는 지방산은 불포화지방산과 포화지방산을 합쳐 20~30종류로 매우 다양하다. 일반적으로 포화지방산은 세포막을 안정되고 견고하게 만들며, 불포화지방산은 세포막을 유연하게 만들어 다른 물질들의 통로가 된다. 세포막에서 인지질의 사이에 존재하는 콜레스테롤은 세포막을 더욱 견고하고 튼튼하게 하는 역할을 한다.

또한 인지질은 단백질과 협동하여 영양분의 통로·수용체·신경전달 역할 등에 참여한다. 인지질은 지방산의 종류에 따라 특성이 결정된다. 특히 뇌신경세포의 인지질에는 AA아라키돈산 arachidonic acid과 DHA 같은 불포화지방산이 많이 연결되어 있어야 건강한 상태인 것이다. 정상인의 뇌에는 AA과 DHA를 합한 양이 전체 뇌의 8%를 차지한다.

> **인지질의 종류**
> 포스파티딜 콜린phosphatidyl-choline·포스파티딜 이노시톨phosphatidyl-inositol·포스파티딜 에탄올아민phosphatidyl- ethanolamine·포스파티딜 세린 phosphatidyl-serine

C. 뇌신경의 전달과정

도파민·세로토닌·아세틸콜린 등의 신경전달물질이 분비되어 다른 신경세포를 자극하면 그 신경세포막의 수용체 단백질과 인지질에 전달된다. 이때 신경전달물질은 세포막의 PLA2phopholipaseA2라는 효소를 자극하여 세포막의 인지질을 분해시킨 후 인을 포함하는 인지질 부분과 다가불포화지방산 EPA·DHA·AA의 두 형태로 나누어진다.

이들 두 종류의 물질들은 온몸과 세포 안팎을 순회하면서 신호전달물질도파민·세로토닌·아세틸콜린·칼슘의 보조물질로 작용하거나, 핵에 대한 신호전달물질로 작용하여 유전자에 영향을 끼치거나, 단백질의 합성 등의 중요한 역할을 수행한다. 정상적인 뇌기능을 유지하기 위해서는 PLA2(phopholipaseA2)라는 효소에 의해서 분해된 인지질과 불포화지방산이 자기의 역할을 마친 후 FACL이라는 효소에 의해서 신속하게 인지질 상태로 재결합되어야 한다. 만일 이 분해와 결합 과정이 원활하게 진행되지 못할 경우 신경계 및 면역계에 심각한 문제를 유발한다.

D. 정신질환과 PLA2(인지질분해효소)와 FACL(인지질결합효소)

정신분열증 환자들의 신경세포에는 정상인에 비해서 인지질 분해효소인 PLA2의 양이 많고 인지질결합효소인 FACL의 양이 부족하다. 뿐만 아니라 그들의 신경세포막에는 AA(아라키돈산 arachidonic acid)와 DHA 같은 다가불포화지방산의 양도 적은 것으로 나타났다.

상대적으로 과량의 PLA2의 영향으로 세포막에는 AA·DHA·EPA같은 양질의 불포화지방산의 부족현상이 나타난다. 호퍼 박사는 정신질환자에게 나이아신비타민B3를 투여하면서 정상인들에게 나타나는 플러쉬반응, 안면홍조반응이 정신질환 환자들에게는 별로 없다는 것을 밝혀냈다. 그후 호로빈 박사는 나이아신의 플러쉬반응은 FACL효소의 역할이라는 것을 알아냈다. 즉 정신질환 환자들은 인지질결합효소인 FACL효소가 부족하기 때문에 플러쉬반응이 일어나지 않았던 것이다.

E. 정신질환의 치료와 오메가3지방산

지난 100년 동안 정신신경질환에 대한 현대의학의 신경정신계 약물은 20% 미만의 치료율에 머물러 있다. 따라서 모든 정신질환의 기본적인 치료는 신경세포를 싸고 있는 세포막 성분에 초점을 맞춰야 하며, 세포막을 정상화시키는 것이 가장 먼저 실시되어야 할 치료방법이라고 생각한다.

분석 결과 정신질환 환자들의 대부분은 세포막의 성분 중 PLA2 효소가 많고 FACL 효소가 적은 것으로 나타났다. 그러므로 정신질환 환자들에게 불포화지방산을 공급하여 세포막을 보충하고 PLA2 효소의 작용을 억제하고 FACL 효소의 작용을 증가시킴으로써 정신질환을 개선할 수 있을 것이다.

필수불포화지방산의 성분 중 오메가3 계열에서 ALA·EPA·DHA는 서로 가역적이다. 오메가3지방산은 프로스타글란딘3군의 원료물질인 동시에 체내에 반드시 있어야 하는 성분이며, 산모와 신생아, 그리고 성장기 아이의 두뇌개발을 위해서 필수적인 성분인 동시에 성인의 뇌에도 다량 함유된 성분이다.

최근 임상실험에서 합성의약품을 전혀 사용하지 않은 상태에서 만성적인 정신질환 환자들에게 오메가3지방산을 투여한 결과 탁월한 치료효과를 나타내었다.

F. 오메가3 지방산인 ALA의 효과

인지질분해효소인 PLA2에 의해 손상당한 신경세포의 인지질은 오메가3지방산인 ALA에 의해서 복구될 수 있다는 결론이 나왔다. 병원에서 처방되는 신경정신과 약물은 생체성분이 아니므로 항원항체반응 등 대사과정에서 산화독소로 변한다. 따라서 인체는 이와 같은 약물산화독소를 신속하게 해독한 후 배출시켜야 한다.

현재 처방되는 정신신경계 약물들을 복용할 경우 6주에서 8주 사이에 60% 이상의 환자들이 약물산화독소에 의한 부작용으로 약의 복용을 중지하게 된다. 대부분의 신경정신과 약물은 식욕증진작용이 유발되어 수 개월 사이에 20~30kg의 체중을 증가시키기도 하며 고혈압과 당뇨병 등의 대사질환을 초래한다. 클로자핀Clozapine 같은 약물은 골수를 손상시켜 범혈구감소증을 유발시키기도 한다.

이러한 부작용을 갖고 있는 화학약품에 비해서 오메가3지방산인 ALA는 인체에서 필요로하는 뇌세포막의 필수성분으로 인체 내에서 항원항체반응과 해독배출작용 등이 불필요하며, 부작용은 없고 정신질환에 대한 효과는 매우 탁월한 자연약이다. 그리고 부수적으로 과잉축적된 중성지방과 콜레스테롤을 제거시키는 효과도 있다.

참고로 헌팅톤병은 4번 염색체에 이상이 있는 유전자DNA 이상질환으로 단백질대사에 이상을 초래하여 신경세포를 위축시키는 질병으로 정신이상과 행동의 불능 등 여러 가지 증상이 나타난다. 헌팅톤병에 걸린 사람의 유전자를 쥐에게 이식하면

쥐는 사람과 똑같은 증상을 나타난다. 쥐의 뇌실은 커지고 뇌는 작아진다. 이 상태에서 헌팅톤병에 걸린 쥐에게 오메가3지방산인 ALA를 투여하면 뇌가 커지고 뇌실이 작아지는 치유작용이 나타난다.

G. 뇌세포 기능유지와 필수지방산

뇌에서 필요한 필수불포화지방산은 오메가6 계열에서는 GLA γ-linolenic acid·AA arachidonic acid이며 오메가3 계열에서는 ALA α-linolenic acid·EPA·DHA가 있다. 이들 4종류의 다가불포화지방산은 뇌신경세포의 약 30%를 차지하고 있다. 그 중에서도 AA와 DHA가 80%나 차지한다. 이 필수지방산들을 기초로 뇌에 필요한 인지질이 합성되기 때문에 이들이 공급이 원활해야 뇌가 건강한 것이다.

AA와 DHA는 음식 등푸른생선·연어·달걀·간 등으로부터 직접 섭취하거나 섭취된 음식에 들어있는 모체 필수지방산 PEO parent essential oil/LA·ALA로부터 생합성 과정을 통해서 체내에서 생산될 수도 있다. 이 중에서 가장 바람직한 생체이용형태는 모체 필수지방산 PEO parent essential oil/LA·ALA로 충분히 섭취한 후 인체에서 필요한 만큼만 대사체 필수지방산 MEO metabolome essential oil/AA·EPA·DHA으로 생합성하여 사용하는 것이다.

그러나 체내에서 생합성하는 능력은 아래 상황에 따라 달라질 수 있다. 스트레스·바이러스·독소·아연 부족·비타민 부족

등으로 AA와 DHA의 생합성이 정상적으로 진행되지 못하는 경우도 있다. 이런 경우 C3G시아닌 cyanidine 3-O glyciside·비타민·미네랄 등을 충분하게 공급함으로써 AA와 DHA의 생합성을 가능하게 할 수 있다.

다섯 가지의 필수지방산들이 뇌세포 내로 이동하는 과정에서 아래와 같은 두 가지 기전이 필요하다.

첫째, 뇌세포에 필요한 필수지방산들은 BBB혈액뇌관문 blood brain barrier 血液腦關門라는 특별한 기전에 의해 통과된다.

> **BBB**혈액뇌관문 blood brain barrier 血液腦關門
> 정상적 뇌조직에는 뇌혈액관문이라고 일컬어지는 기구(機構)가 있어서, 약물·독소 등 이물(異物)의 뇌조직으로의 이행(移行)을 막는다.

둘째, 혈액 내로 흡수된 필수지방산들은 알부민과 결합하거나 다른 지방과 결합하여 중성지방의 형태로 변한다. 혈액순환을 통해 순회하면서 필요한 조직이나 세포에서 알부민과 분리되어 전달되거나 지방산 농도차이에 의해 전달될 수도 있다.

중성지방의 경로를 통하는 경우 지단백분해효소의 영향을 받게 된다. 관련된 조직의 말초혈관내피에 있는 지단백분해효소에 의해 분리되어 지방산을 뇌로 전달하게 된다. 지단백분해효소는 뇌의 해마에 가장 많고 대뇌피질부분에도 비교적 많이 발견된다.

뇌의 해마에서 지단백분해효소의 활동은 신생아기에 가장

높아서 이때가 해마세포막의 인지질이 형성되는 가장 중요한 시기로 보인다.

또한 지단백분해효소는 성호르몬에 의해서 작용이 약해질 수 있으며 사춘기 시절에도 활성이 억제당할 수 있다. 이 효소의 유전자는 8번 염색체에 존재하며 이 부분이 손상되면 정신질환이 유발된다.

H. LA linoleic acid 및 ALA α-linolenic acid의 인지질로의 대사

음식으로부터 섭취된 지방산들은 간이나 소화관으로부터 혈액으로 이동한다. 뇌에서 필요한 지방산들도 음식으로 섭취된 모체 필수지방산인 LA와 ALA로부터 간과 뇌세포에서 대사되어 대사체 필수지방산이 AA아라키돈산 arachidonic acid와 DHA가 만들어진다. 이 과정에서도 많은 요인들이 뇌에서 필요한 인지질로의 합성에 영향을 미치기 때문에 정신질환으로 이어지게 된다.

이 과정에 영향을 주는 인자는 다음과 같다.

- **스트레스**
  스트레스를 받게 되면 아드레날린과 코르티손이 분비된다. 이 호르몬들은 LA와 ALA가 AA와 DHA로 전환되는 것을 억제한다.
- **독소**
  독소에 노출되면 전환효소의 활성이 저하되어 LA와

ALA가 AA와 DHA로 전환되는 것을 억제한다.
- **바이러스**
  바이러스에 감염될 경우 인터페론이 AA를 이용하기 때문에 AA의 생성량이 감소된다.
- **성별의 차이**
  뇌에서 필요한 필수지방산들이 부족한 경우 여성이 남성보다 LA와 ALA가 AA와 DHA로 전환속도가 빠르다.
- **생합성능력**
  나이가 아주 어린 경우나 노인들은 대사능력이 떨어져 AA와 DHA를 정상적으로 생합성하지 못하는 경우가 있다.

어떤 원인이든 LA와 ALA로부터 AA와 DHA 등으로의 전환기능이 부진하다면 해독물질·비타민·미네랄·효소를 충분하게 보충하여 필수지방산의 전환능력을 끌어올리거나 음식으로부터 AA간·달걀흰자위·소라·전복와 DHA참치·고등어를 직접 섭취해야 한다.

I. 정신질환의 새로운 치료제 「노유파 지방산」

필수지방산의 대사와 인체를 이루고 있는 세포와 세포핵·리소좀·골지체·미토콘드리아 등을 이루고 있는 모든 생체막을 이해한다면 뇌세포의 정상적인 기능유지에 산화되지 않은 인지질과 노유파 필수지방산이 절대적인 작용을 한다는 것을 알 수 있다.

인지질의 구조에서 Sn2에 필요한 필수지방산인 AA·DGLA·ALA·EPA·DHA들이 산화되거나 변질될 경우 막을 구성하는 단백질의 기능에 이상이 발생하면서 세포의 신호전달체계에 영향을 미치게 된다.

또한 과잉의 필수지방산 분해효소인 PLA2에 의해 Sn2에 연결되어 있는 지방산들을 필요 이상으로 제거시키는 것도 뇌신경질환의 원인이 된다. 뇌세포막 내에 존재하는 산화·변질되거나 부족한 필수지방산을 노유파 지방산으로 교체 또는 보충해 줌으로써 저하된 뇌세포의 기능이 신속하게 정상화된다.

모든 정신질환에서 노유파 지방산의 부족증상이 심하게 나타난다. 부족한 것은 채워주고 변질된 것은 교체하는 것이 자연치유요법의 원칙이다. 따라서 어느 정신질환이라도 맨 먼저 노유파 지방산을 충분히 보충하여 뇌세포막을 정상화시켜주는 자연요법이 현대의학의 약물요법보다 반드시 선행되어야 한다.

20. 노유파 지방산의 자연치유 사례

1. 종양
대장암, 위암

조예나, 서울시 상도동, 62세, 여, 사업

저는 2007년 3월, 병원에서 말기 대장암과 위암을 판정받았습니다. 체력과 나이, 병의 진행상태로 보아 외과적 수술은 어려웠으며, 항암치료와 방사선치료가 좋겠다는 병원측의 권유가 있었지만 두렵기도 하고 제몸이 항암치료를 견딜 수 있을지 몰라 입원을 포기했습니다. 당시 병원측 의견으로는 2개월 정도 살 수 있다는 소견이었습니다. 입원을 포기한 다음 날부터 친구의 소개로 알게 된 아로니아 C3G와 **노유파 지방산**을 복용하기 시작했습니다. 2주가 지나면서부터 식욕이 생기고 피부에 생기가 돌면서 검푸르던 얼굴색이 붉은색으로 바뀌며 구토가 사라지더군요. 병원에서 말했던 시한부 2개월이 지나자 몸은 더욱 건강해져서 식사량도 정상으로 돌아왔고 혼자 등산과 산책을 할 수도 있었습니다.

그리고 2010년 현재까지 재발 없이 건강하게 잘 지내고 있습니다. 꺼져가는 삶에 새로운 생명을 선물해준 아로니아 C3G와 **노유파 지방산**, 그리고 자연에 진심으로 감사하며 살고 있습니다.

뇌종양, 위암, 혈관암, 폐암
최상진(가명), 경북 포항시, 64세, 남, 자영업

저희 아버지께서는 심한 두통과 일어날 수 없을 정도로 척추가 아파 병원에서 진단한 결과 위에서 전이된 암세포가 폐, 혈관, 뇌, 척추에까지 퍼져있다는 진단을 받았습니다. 이미 수술도 불가능하고, 너무 너른 부위에 암세포가 전이되어 빠르면 일주일 정도 안에 사망할 수도 있다는 결과를 받았습니다.

병원에서는 항암치료도 권유하지 않았습니다. 저희 가족은 지푸라기라도 잡는 심정으로 항암치료를 받으며 유언장과 장례식을 준비했습니다. 그러다 항암제로 죽일 수 있는 암세포의 종류가 10퍼센트밖에 안 되며, 또한 정상세포에 대한 부작용이 심해서 결국에는 면역저하로 사망하는 경우가 많다는 담당의사의 소견을 듣고 자연요법에 눈을 돌리게 되었습니다.

때마침 아는 분의 소개로 아로니아 C3G와 **노유파 지방산**을 알게 되었습니다. 7일간의 항암치료 후 체중은 10킬로그램 정도가 줄었지만 **노유파 지방산**을 섭취하면서 심했던 구토 증상이 사라졌고, 아로니아 C3G를 섭취한 지 사흘째가 돼서는 두통과 척추통도 사라지며 식사도 하시게 되었습니다.

　복용 7일째에는 몸무게가 8킬로그램 정도 증가했습니다. 이후로 5차 항암치료를 받는 동안 구토와 체중감소 증상은 전혀 없었고, 복용 45일 후에는 재검사 결과 뇌의 종양이 사라지고 위, 척추, 혈관의 암세포 크기가 약 1/3로 줄었으며, 폐의 암세포는 1/2로 줄었다는 것을 알게 되었습니다.

　담당하셨던 의사선생님마저 드라마 같은 일이라고 매우 놀라워하셨습니다. 현재는 5차 항암치료 후 퇴원한 상태이며, 등산도 다니시고 전에 하셨던 일도 다시 하실 정도로 힘이 넘치십니다.

폐암

임종부, 서울시 구로구, 63세, 남

갑자기 몸이 피로하고 체중이 감소하면서 피가래가 나와서 집 근처 병원에서 엑스레이 검사를 한 결과 종양이 발견되었습니다. 종합병원에서 CT촬영 등 정밀검사를 한 결과 진행성 폐암이라는 진단을 받았습니다. 그러나 이미 주변 장기로 암세포가 전이되어 외과적 수술은 불가능하다는 진단이었습니다. 그래서 화학요법과 방사선치료를 함께 받았습니다.

그러나 항암제로 인한 구토, 탈모, 피로감, 흉통 등 심한 부작용이 나타났고, 방사선치료도 거의 효과가 없었습니다. 얼굴은 생기가 없어졌고, 더불어 희망도 사라졌습니다. 차라리 집에서 요양을 하는 것이 낫겠다는 판단을 해 퇴원을 결정했습니다. 병원에서는 더 이상 할 일이 없었으니까요.

집으로 돌아와 암에 효과가 있는 건강식품을 알아보던 중 선배로부터 연락이 왔습니다. 아로니아 C3G와 **노유파 지방산**이라는 제품이 있는데 차병원에서도 권장할 정도로 효과가 뛰어나니 복용해보라는 내용이었습니다. 아로니아 C3G에 함유된 색소물질 중에 암에 유효한 성분이 다량 함유되어 있다는 말이었습니다.

왠지 꼭 이것을 먹어야만 살 수 있을 거라는 생각이 들어서 마치 뭔가에 홀린 것처럼 바로 제품을 구매해 복용하기 시작했습니다. 선배의 권유대로 아로니아 C3G와 **노유파 지방산**을 같이 복용한 지 2주만에 얼굴에 생기가 돌고 식욕도 생기기 시작했습니다. 빠졌던 머리카락도 다시 나기 시작했고 흉통도 서서히 사라졌습니다.

복용한 지 4주 정도가 지나자 외출을 할 수 있었고, 운영하던 가게에 나가 다시 일을 시작할 수 있었습니다. 복용 6주 후에 병원에서 엑스레이와 종양마커 등의 검사를 한 결과 확실히 암의 진행이 중지되고 암세포의 크기가 매우 작아졌다는 사실을 확인했습니다. 이후로 등산과 운동 등으로 몸을 단련하며 가게 일을 한 지 벌써 1년이 되어갑니다.

지금은 제가 삶과 죽음의 갈림길에 섰던 것이 믿기지 않을 만큼 건강하게 살고 있습니다. 제게 생명의 기적을 준 아로니아 C3G와 **노유파 지방산**을 평생 복용한다면 암의 재발 또한 막을 수 있을 거라고 믿고 있습니다.

대장암

최연숙, 서울시 동대문구 청량리동, 여, 주부, 30대 후반

저는 초등학교 3학년 아들과 6살 딸아이를 둔 평범한 주부입니다. 2004년 2월 경 제 몸에 암이 있다는 사실을 알고 수술을 했습니다. 다행히 위암 초기라 완치율이 높다고 해서 모두들 안도하였습니다. 재발방지 차원으로 힘든 항암치료와 방사선치료도 견뎌냈습니다.

그러나 꼼꼼한 정기검진을 했음에도 불구하고 3년 후에 변에 이상이 있어 내시경을 해보니 이미 암세포가 대장으로 전이가 되었더군요. 하늘이 무너지는 것 같았고, 전이라는 사실에 절망해 많이 울었습니다. 그러나 저는 넋놓고 울 시간이 없었습니다. 아이들이 아직 엄마손이 한창 필요한 때이니 얼른 치료를 받아 나아야겠다는 생각을 했지요.

그래서 수술 후에 전주에 있는 한방요양병원을 찾아가게 되었습니다. 그곳은 산속에 있어 공기도 좋았고, 무엇보다도 암을 앓고 있는 사람들이 함께 있어 정보교환도 할 수 있었습니다. 그런데 약 두 달 정도 지나자 음식만 먹으면 배에 통증이 생기고 가스도 나오지 않고, 그렇게 자주 보던 변이 나오지 않았습니다.

시간이 지날수록 배의 통증은 더욱 심해졌습니다. 서울로 올라와 응급실에 입원을 했더니 복막의 암 때문에 장폐색증이 왔고, 담당 교수님께서는 치료법이 없으니 진통제를 맞으며 계속 굶으며 지켜보자고 하시더군요. 정말 답답하고, 내가 암 때문에 굶어 죽을 수도 있겠구나 하는 생각이 드니 너무나도 무서웠습니다.

그래도 아이들을 떠올리니 도저히 이대로 죽을 수는 없다는 생각이 들었습니다. 그래서 시아버지께서 주신 아로니아 C3G와 **노유파 지방산**을 복용하기 시작했습니다. 배가 아파서 물조차 삼키기 힘들었지만 진통제를 맞아가며 꾹 참고 열심히 먹었습니다. 그 전부터 시아버지께서 아로니아 C3G와 **노유파 지방산**을 권하셨지만 암을 고친다는 식품들이 너무 많아 쉽게 결정하지 못하고 있었거든요.

그러나 암성 통증이 있고나서부터는 아로니아C3G와 **노유파 지방산**을 규칙적으로 양을 늘려가며 복용했습니다. 열흘 정도 지나니까 가스가 조금 나오더니 변이 나왔습니다. 너무 기뻐 병원 복도를 링거를 끌고 열바퀴도 더 돌았습니다. 다음 날에도 여전히 가스가 잘 나오고 배의 통증도 차츰 없어졌습니다.

한달 후 CT를 찍어보니 복수도 없어지고, 교수님께서도 많이 좋아졌다고 하셨어요. 물론 식사량도 늘었고요. 식사를 하게 되니 항암치료를 할 수 있게 되어서 7차까지 항암치료를 받았습니다.

그러나 본래 항암치료는 암세포를 죽이지만 내 몸에 있는 정상세포도 죽이는 단점이 있어 면역력 저하를 불러옵니다. 내 스스로 암을 이길 수 있는 힘을 더 잃어버리는 것 같아 지금은 항암치료를 중단하고 아로니아 C3G와 **노유파 지방산**만 열심히 먹으면서 내 몸의 면역세포를 더 튼튼하게 만들고 있습니다. 규칙적인 운동과 긍정적인 사고는 기본이고요.

아프고 나서부터 지금까지 제 옆에서 헌신적으로 간호를 해주신 친정어머니도 아로니아 C3G와 **노유파 지방산**을 갖다주신 시아버지께 감사드리고 있습니다. 암으로 고통받고 있는 환자뿐 아니라 그 가족 모두 예방 차원으로 아로니아 C3G와 **노유파 지방산**을 복용하시면 좋겠다는 생각입니다.

유방암, 당뇨

김정인, 경북 포항시, 60대, 여

저는 61세 된 여성입니다. 39세 때부터 당뇨라는 지병을 갖고 20년이 넘게 당뇨약을 복용하였으며, 신경을 많이 쓰는 직장에서 근무를 했기 때문에 여러 지병이 있었습니다. 오십견이 양어깨에 찾아와 심한 통증으로 밤이면 잠을 잘 수도 없을 정도였습니다.

팔과 어깨의 통증으로 몇 년 동안 심한 고통을 겪으면서 서울대병원 통증 클리닉에서 주사도 맞아보고 한의원에서 침과 쑥뜸 치료도 받아봤지만 별다른 효과를 보지 못했었죠. 그리고 당뇨약을 오랫동안 복용하다 보니 오후만 되면 눈에 안개가 낀 것처럼 시야가 잘 보이지 않고 몸 전체가 피로에 흠뻑 젖어 삶의 의욕을 잃고 심한 우울증에 시달렸습니다.

그러던 2008년 3월 중순경, 제게 또 다른 시련이 찾아왔습니다. 오른쪽 가슴에서 딱딱한 몽우리가 발견되어 병원에서 검사를 해보니 유방암 2기라고 하네요. 4월 12일 서울대병원(노동영 박사)에서 수술을 받고, 8번의 항암치료와 한달 반 동안 매일 방사선치료를 받았습니다. 제 모습은 정말 말이 아니었습니다.

힘겹게 생활을 하고 있을 무렵, 제일 아끼고 사랑하는 후배에게 아로니아 C3G와 **노유파 지방산**을 전달받고 효과를 믿기보다는 후배의 따뜻한 마음 때문에 복용을 시작했습니다. 복용 후 15일이 지나면서 치유반응이 시작되었습니다. 후배가 느낀 것과 똑같이 자고 일어나면 눈을 뜰 수 없을 정도로 눈곱이 끼었습니다. 감기몸살처럼 몸이 아프기 시작하더니 가래와 기침으로 밤을 지새워야 했습니다. 사람 몸 속에 이렇게 많은 노폐물이 있을까 싶을 정도로 많은 노폐물들이 나왔습니다.

제일 많이 아프던 어깨와 팔이 더 심하게 아팠으며, 손등이 부어 손을 움켜쥘 수도 없었습니다. 엄지손가락이 굽어지지 않아 글씨를 쓸 수도 없을 정도였지요. 정말 심한 치유반응을 겪었지만 그때마다 후배의 독려로 견딜 수 있었습니다.

그러다 보니 벌써 아로니아 C3G와 **노유파 지방산**을 복용한 지 2년이 되었습니다. 지금은 책을 읽을 때 안경을 끼지 않아도 될 정도로 눈의 피로가 나아졌으며, 정신과 육체 모두가 깨끗해진 느낌입니다. 수술 후 복용하던 약들은 일체 먹지 않으며, 특히 장복하던 당뇨약도 이제는 복용하지 않아도 생활에 지장이 없을 정도입니다. 어깨와 팔도 좋아져서 운동도 할 수 있고, 손등의 부기도 빠지고 손가락도 마음껏 글씨를 쓸 수 있을 정도입니다.

저처럼 많은 분들이 아로니아 C3G와 **노유파 지방산**과 인연을 맺어 질병의 고통에서 해방되길 기원합니다.

자궁근종, 자궁염
서미숙, 목포시 옥암동, 여

저는 2008년도 건강관리공단에서 실시하는 무료건강검진을 받게 되었습니다. 검사 결과 산부인과 재검진이라는 통지서를 받고 깜짝 놀라 동네 병원에서 진료를 받았는데 큰 병원으로 가서 좀 더 정확한 검진을 받으라며 소견서를 써주셨습니다.

전남대병원에서 검진한 결과 자궁근종이라는 병명이 나와 수술을 해야만 했습니다. 수술 후 생리가 불규칙해지고 생리량이 줄고 생리가 끊기는 증상이 나타났고, 우울증과 무기력증, 그리고 여자로서의 삶을 다했다는 느낌 때문에 의욕상실 증상까지 나타났습니다.

그러던 중 가까운 언니가 아로니아 C3G와 **노유파 지방산**을 권해주어 2주 정도 거르지 않고 꼼꼼하게 챙겨 먹은 결과 작은 양이지만 신통하게 생리가 시작되었는데 이상하게도 전에 느끼지 못했던 심한 악취가 났습니다. 남편이 퇴근후 집에 오면 어디서 간장 썩는 냄새가 난다고 할 정도로 심한 냄새였습니다. 생리량보다 어혈덩어리가 더 많이 배출되어 간단한 외출도 못할 정도로 보름 동안 계속해서 오염된 핏덩어리가 나왔습니다.

아로니아 C3G의 호전반응이라고 생각은 했지만 한편으로는 걱정이 되었습니다. 혹시나 하는 마음에 병원에 가서 진료를 받아볼까도 생각했지만 호전반응이라고 믿고 견디었습니다.

가까운 시장에 가거나 지인을 만날 때 중간에 옷을 갈아입기 위해 집에 들어와야 할 정도로 어혈이 심하게 나왔습니다. 그런데 정말 신기할 정도로 20일이 지난 어느 순간부터 초경할 때보다 더 맑은 선홍빛으로 생리색이 변하고 깨끗해졌다는 것을 확실하게 느낄 수 있었습니다.

아로니아 C3G와 **노유파 지방산**을 복용한 후 몸 속의 노폐물과 독소가 배출되어 얼굴색도 맑아지고 피부 또한 선명해지고 건조했던 피부도 윤기있게 변해 주변에서 마사지를 받았냐며 물어보기도 합니다. 아로니아 C3G와 **노유파 지방산**을 못 만났다면 어떻게 되었을지 생각해보면 정말 끔찍합니다. 내몸 속에 그 많은 독소와 노폐물이 배출되지 않고 들어있는 상태는 상상조차 할 수 없습니다.

앞으로도 온 가족이 잘 챙겨먹고 건강을 지켜야겠습니다.

갑상선암, 자궁적출술, 염증

최영옥, 울산시, 50대, 여

저는 갑상선암 수술과 자궁적출술, 그리고 또 한번의 배를 가르는 수술을 하였고 신경이 아주 예민한 편이었습니다. 제가 아로니아 C3G와 **노유파 지방산**을 먹고 처음 보인 반응은 몸에서 냄새가 나기 시작했고 잠이 너무 많이 와서 집에 들어가면 씻지도 못하고 잤는데 아침에는 알람이 울리기도 전에 눈이 떠지고 몸이 아주 가벼워 일어나면 매우 기분좋게 하루를 시작 할 수 있었습니다.

평소 아침 일찍 몸이 가볍게 일어나는 것이 소원이었습니다. 그리고 피부가 굉장히 좋지 못했는데 아주 좋아졌고요. 스트레스를 많이 받는 성격이었는데 웬만해서는 스트레스를 잘 받지 않았고 자궁적출술을 받고 난 후에는 질이 아주 깨끗하다고 생각했는데 그것이 아니고 질액이 하나도 없었는데 지금은 매일 팬티를 갈아 입어야 할 정도가 되었습니다.

그리고 예전에 같이 일했던 친구가 잇몸이 안 좋아서 치아를 빼고 틀니를 하러 간다는 것을 붙잡고 아로니아 C3G를 억지로 권해서 한 열흘 먹였는데 잇몸의 살이 차오르고 스트레스를 받지 않는다고 합니다.

위암말기, 당뇨

김요한, 청주시, 50대 중반, 남

저는 2010년 10월 10일, 위암말기 판정을 받고 위를 95퍼센트 절제한 후 대장파열로 대수술을 2번씩이나 하고 몸무게는 38킬로그램이나 빠진 50대 중반의 남자입니다.

수술 전 당뇨가 있었고, 사타구니에 호두 크기의 혹이 크면서 피로와 스트레스를 크게 느끼고 걸음이 아주 불편했습니다. 무엇보다 우울증과 대인기피증이 가장 심각했습니다. 늘 죽고 싶어서 죽는 쪽으로 연구하여 어떻게 죽을까를 많이 생각했습니다.

그러던 중 2012년 3월 5일, 아로니아 C3G와 **노유파 지방산**을 만났습니다. '바로 이것이 나를 살릴 수 있다'는 마음으로 바로 먹기 시작했습니다. 복용한 지 3일째부터 몸에서 이상한 반응이 나타나기 시작했습니다. 겁이 났지만 호전반응이라고 해서 긍정적인 자세와 감사하는 마음으로 먹었습니다. 방귀, 속쓰림, 가려움증, 설사, 감기증상, 부종, 두통 등의 많은 호전반응이 무섭게 나타났습니다.

소변을 보면 거품이 많이 생겼는데 어느 날부터 거품이 없는 색깔이 좋은 소변을 보고 혈당체크를 한 결과 혈당수치가 정상이 되어 지금은 당뇨약을 전혀 먹지 않고 있습니다. 사타구니 혹도 작아져 걸음걸이도 좋아지고 팔다리도 아프지 않아 이제는 활동하는데 전혀 어려움이 없습니다. 숨차는 것도 사라지고 얼굴색도 좋아졌습니다. 건강이 회복되었다고 주위 사람들이 모두들 기쁜 마음으로 축하해주고 있습니다.

이제는 마음대로 움직이며 아로니아 C3G와 **노유파 지방산**을 홍보하면서 활동하고 일도 열심히 하고 있습니다. 하늘에서 인간에게 내린 지구상 최고의 선물이라고 생각하고 늘 감사하게 여기고 살고자 합니다. 저뿐만 아니라 아픈 많은 사람들에게 아로니아와 자연치유의 위대함을 알려주신데 대해 진심으로 감사합니다.

죽는 것이 아니라 살아가게 해주시고 우울증과 대인기피증에서 벗어나게 해주신 점, 하늘과 장봉근원장님, 고맙습니다.

위암말기
○○○, 전주시, 80대, 남

저는 위암말기의 80대 남자입니다. 미음도 제대로 못 먹을 정도로 통증이 심했고, 잠도 못 잘 정도로 심각한 상태였습니다.

딸이 아로니아 C3G가 암에 좋다는 말을 듣고 아로니아 C3G고농축액 샘플 몇 개를 얻어왔습니다. 놀랍게도 몇 개를 먹은 후부터 미음도 먹을 수 있었고, 통증도 적어져 이틀을 편히 잘 수 있게 되었습니다.

그래서 아로니아 C3G와 **노유파 지방산**을 구입해 먹기 시작했습니다. 약 일주일만에 상태가 많이 호전되어 몇 달 동안 못 먹었던 밥까지도 먹을 수 있는 기적과 같은 일이 일어났습니다

유방암, 유방응통, 생리통

김미순, 서울시 강동구 성내동, 50세, 여

저는 서울 강동에 살고 있는 50세 된 주부입니다. 몇 개월 전 우연한 기회에 저는 26세된 딸아이와 함께 혹시나 하는 마음으로 아로니아 C3G를 섭취하게 되었습니다. 참고로 저는 결혼 후 아이를 낳고 30세 때 왼쪽 가슴에 섬유선종이라는 종양을 떼어냈습니다. 그런데 그것이 유전인지 딸아이 역시 고등학교 2학년 때 저와 똑같은 위치에 같은 병명으로 수술을 하게 되었습니다.

남들이 보기에는 별 것 아니지만 저의 입장에는 아직 어린아이한테 가슴에 수술자국을 남겨줬다는 게 엄마로서 또는 같은 여자로서 제 잘못인 것 같아서 죄의식에 몸둘 바를 몰랐습니다. 여하튼 수술을 했고, 중요한 것은 그 이후 수술한 위치 주변에 작은 멍우리 같은 게 몇 개씩 잡혀서 수시로 초음파 검사를 해왔습니다. 특히 생리전에는 가슴통증이 심하게 동반되어 딸아이가 무척 힘들어 했습니다.

그런데 아로니아 C3G를 2개월 정도 섭취했을 무렵, 아침에 일어나서 저를 보고 대뜸하는 말이 "엄마! 내 가슴 좀 만져봐." 하길래 무심코 딸의 가슴에 손을 대보고 제 손을 의 심하지 않을 수 없는 현상이 벌어졌습니다. 평소에 만져졌던 멍우리가 하나도 없었고, 생리통으로 힘들어 했던 일들이 어느 순간부터 없어졌습니다.

그 순간 요즘 애들이 말하는 "대박"이라는 말을 나는 계속 읊어댔고, 그제서야 10여년 전부터 목 옆에 있었지만 깜빡 잊고 있었던 피지에 가만히 손을 대보니 약 7cm 정도 크기가 반으로 줄어든 것을 알 수 있었습니다. 딸과 함께 다시 한번 "대박"을 외쳤고 다른 식품들과 별다를 게 없을 거라고 잠시나마 생각했던게 너무 미안했습니다.

그래서 지금은 어느 누구보다 아로니아의 마니아가 되었고 아로니아 C3G와 세포막 형성에 좋은 **노유파 지방산**을 함께 섭취하면서 건강을 유지하고 있습니다. 더불어 딸애가 뮤지컬이라는 힘든 직업을 갖고 있는데 지방공연을 갈 때도 스스로 아로니아 C3G와 **노유파 지방산**을 챙겨대는 모습을 보고 같이 공연하는 동료들도 먹는 방법을 알고 싶어한다며 기분좋은 소식을 전하곤 합니다.

지금은 사랑하는 주변분들에게 아로니아와 자연치유의 효능을 전달하면서 뿌듯하고 행복해하는 나 자신을 보면서 다시 한번 아픈 모든 분들의 건강에 파이팅을 보냅니다.

대장용종, 치질, 다한증, 심방세동

강진안, 서울시, 74세

항문에 1센티미터 정도 되는 종기가 생겨 걱정 끝에 화곡동 소재 항문외과에서 진찰한 결과 치질진단을 받았습니다. 그때 대장내시경을 한 결과 용종이 발견되어 수술을 권유받았으나, 친구의 소개로 알게된 아로니아 C3G와 **노유파 지방산**을 섭취하고 있던 중이어서 수술을 하지 않았습니다.

그 이유는, 수술은 용종 제거로 끝나지만 아로니아 C3G와 **노유파 지방산**은 근본적으로 전신세포를 재생할 수 있다는 생각이 들어 복용 쪽으로 생각을 굳힌 거였습니다.

저는 지병으로 심방세동, 다한증, 녹내장 등을 가지고 있었는데 아로니아 C3G와 **노유파 지방산**을 섭취하면서 대장용종과 치질은 완치되었고, 다한증과 심방세동은 완화되었으며, 눈은 시야가 넓어지고 있어서 전체적으로 몸 전체 세포가 재생되는 것 같은 느낌이 들어 즐겁습니다

2. 뇌심혈관질환
파킨슨병
이영희, 부산시 동래, 62세, 여

2009년 2월 연산동 신경과 병원에서 파킨슨 진단을 받았습니다. 어떤 충격을 받았느냐고 의사 선생님께서 물으셨어요. "어느날 아침에 전화 한 통화를 받고 큰 충격을 받았지요"라고 말하자 "갑자기 큰 스트레스를 받으면 이런 질병이 옵니다. 편안하게 마음을 가지십시오"라고 의사선생님이 말씀하셨습니다.

그 때부터 할 수 있는 것은 다 해보았습니다. 2011년 12월18일에 백석구 사장님을 만났습니다. "사장님이 당뇨로 고생하고 있는 걸 아는데, 근데 웬일입니까? 사장님 얼굴이 너무 좋아졌어요. 뭘 잡수셨습니까?" 하니 〈아로니아와 자연치유〉란 책자를 보여 주셨습니다. 안토시아닌이 아사히베리보다 300배 많다는 수치를 보고 깜짝 놀랐습니다. 좋아질 수 있다는 희망이 들었습니다.

1월12일에 서울 양재에서 '아로니아와 자연치유 세미나'를 들어보니 더욱 더 확신이 들었습니다. 1월26일 동래에서 백사장님을 다시 만났을 때 너무나 좋아진 백사장님을 보고 그 때부터 아로니아 C3G와 **노유파 지방산**을 먹기 시작했습니다. 처음에 양을 적게 먹으니 별다른 변화가 없어서 일요일부터 양을 많이 늘렸더니 다음날 새벽에 난리가 났습니다. 화장실에 급히 가보니 앉을 틈도 없이 폭탄 같이 쑥 쏟아졌습니다. 장에 쌓인 노폐물이 배출되기 시작한 것입니다.

그때부터 파킨슨 증세가 더 심해졌습니다. 매일매일 더 떨리고 어깨부터 발끝까지 신경이 당겨 오른쪽 한쪽이 누워도 고통, 앉아도 고통투성이었습니다. 한 자리에 잠깐도 있을 수가 없었습니다. 그 때 기적이 일어났습니다. 매일 진행되던 것이 진행이 안되고 조금씩 조금씩 좋아지는 것입니다.

이제는 다리도 덜 당기고 팔도 덜 당기고, 글씨를 쓰려고 하면 잘 쓸 수도 없었는데 지금은 글씨도 잘 씁니다. 너무 감사합니다. 원장님, 참 감사합니다

고혈압
ㅇㅇㅇ, 전주시, 50대, 남

50대 남자분이 저희 병원에 오셨을 때 혈압이 무려 212나 나오고, 그래서인지 두통이 매우 심하고 얼굴이 벌겋게 상기된 상태였습니다.

아로니아 C3G와 **노유파 지방산**을 같이 드시고 일주일 후에 혈압을 다시 재보니 180까지 내려갔고, 다시 일주일 후에 체크하니 150, 140으로 떨어져 지금은 두통도 사라지고 몸상태가 최고라고 좋아하십니다.

그 분은 200이 넘는 고혈압환자였지만 지금까지 혈압약을 먹지 않은 상태에서 자연치유가 훨씬 잘 되었다는 생각이 듭니다.

고혈압, 골다공증

강민이, 서울시 강남구 학동, 주부

저는 운동을 너무 좋아하는 남자 같은 여자입니다. 운동 중에서도 특히 흰눈을 가르며 질주하는 스키를 대학 때부터 광적으로 좋아했습니다. 겨울이면 스키장에서 휴일을 전부 보낼 정도였지요.

어느 날 스키를 타다 넘어지면서 가볍게 손을 짚었는데 손등뼈에 금이 가는 불상사가 발생했습니다. 그때 병원에서 종합검진을 한 결과 고혈압과 골다공증이 발견되었고, 그때부터 칼슘약과 혈압약을 복용했습니다.

그 후 우연히 지인의 소개로 아로니아 C3G와 **노유파 지방산**을 알게 되어 5개월 정도 아침저녁으로 열심히 섭취한 결과, 현재는 골다공증도 정상수치가 나왔고 혈압약을 먹지 않아도 120/70의 정상 혈압을 유지하게 되었습니다.

이제 우리 가족은 밥은 굶어도 아로니아 C3G와 **노유파 지방산**은 꼭 챙겨먹는 마니아가 되었답니다.

치매

김갑순, 서울시 양천구, 62세, 주부, 여

2년 전 시어머니께서 병원 검사 결과 알츠하이머성 치매를 판정받았습니다. 병원약과 건강보조식품인 동물성 오메가3를 복용하고 있었지만 치매증상은 더욱 심해져만 갔습니다.

당시 친분이 있던 대학병원 의사분의 소개로 아로니아 C3G와 **노유파 지방산**을 알게 되었습니다. 남편과 상의해 아로니아 C3G와 **노유파 지방산**을 복용하기로 결정했으며, 복용한 지 1개월 후 시어머니의 기억력과 지각력 등의 치매증상이 상당히 개선되었습니다.

복용한 지 3개월 후 병원약을 중지하기로 하고 아로니아 C3G 자연요법만 사용한 결과, 기억력, 행동능력, 언어능력, 지각능력, 계산능력 저하 등의 치매증상이 대부분 사라졌으며 소개해준 담당의사도 아로니아 C3G와 **노유파 지방산**의 효과에 놀라워하고 있습니다.

지금은 시어머니와 제가 아로니아 C3G요법의 홍보대사가 되어 치매증이 있는 분들에게 소개를 하고 있습니다.

뇌부전, 혈관부전

이흥선, 63세, 남

7년 전 화장실에서 야구방망이로 내리침을 당한 것 같이 퍽 하고 쓰러진 후 똑같은 현상이 나타나 쓰러져 병원으로 갔습니다. 태국에서 혼자 살고 있어 뇌수술을 하지 않으면 안 된다 하였으나 태국의 열악한 의료환경을 알고 있었기에 수술을 거부하고 있던 차에 한국에 돌아와서 아로니아 C3G를 만났습니다.

이미 15년 전부터 심장에는 스탠트가 3개 박혀 있었고, 오른쪽 다리혈관이 막혀 썩어 들어가니 절단을 해야 한다는 청천벽력 같은 진단이 내려져 있었고, 하지정맥은 뱀이 또아리를 틀어놓은 것처럼 심하게 정맥류가 진행되고 있었던 상태였습니다.

일산 암센터에서 MRI 검사 결과 양다리 11번과 12번 등뼈 사이가 부러져 있다는 결과가 나왔고 "어떻게 이런 사람을 걸려서 데리고 올 수가 있었냐"며 당장 입원하여 수술수속을 밟으라는 의사의 진단이 있었지만, 상의해보겠다고 집으로 와서 그때부터 아로니아 C3G와 **노유파 지방산**을 열심히 섭취했습니다.

새까만 변이 매일 나왔고 체중은 2달에 10kg이 빠지면서 혈압이 정상으로 돌아왔고, 하지정맥은 반 이상이 없어졌고 오른쪽 혈관이 막혀 새까맣던 것이 무릎밑에까지 내려가면서 혈관색도 점점 옅어져 빨간색으로 변해갔습니다.

9개월이 지난 지금은 아주 정상적인 상태로 좋아졌습니다. 아직 다리는 조금 끌고 있지만 주위 분들 말씀이 "새 신랑이 되었다"라고 합니다.

아로니아 C3G와 **노유파 지방산**을 개발해주신 JBK자연의학연구소 장봉근 원장님에게 진심으로 감사를 드립니다. 그리고 다시 사는 내 삶에 하느님께 감사드립니다.

고혈압, 심근경색

세라핀스키, 폴란드 그단스크, 회사원, 64세, 남

저는 10년 전부터 혈압강하제와 아스피린, 혈당강하제, 스타틴을 복용하고 있었습니다. 최근에 두통과 현기증, 손발저림 등이 빈번해지고 심장발작으로 인한 흉통이 심해져서 검사를 한 결과 혈관염증수치인 OX-LDL과 CRP수치가 매우 높아 담당의사로부터 고혈압과 동맥경화증이 원인이 되어 발병된 심근경색증이라는 진단을 받았습니다.

병원약을 더 증량할 수도 없다면서 담당의사는 아로니아 C3G와 **노유파 지방산**을 병용할 것을 제안했습니다. 그래서 아로니아 C3G와 **노유파 지방산**을 병원약과 같이 복용하기 시작했습니다.

아로니아 C3G와 **노유파 지방산**을 복용한 지 6주만에 수축기 혈압이 141에서 125로 현저하게 떨어졌으며, OX-LDL과 CRP수치가 거의 정상인에 가깝게 저하되었습니다. 복용한 뒤로 심장발작을 한 번도 일으키지 않았으며, 두통과 현기증이 사라지고 손발저림도 깨끗하게 없어졌습니다. 이제는 아침에 일어나는 것이 가뿐해졌으며 걸음도 경쾌해지고 식욕도 좋아졌습니다.

동맥경화, 수족저림, 두통

김영숙, 서울시 서초구 방배동, 59세, 주부

2년 전 가을, 위와 대장내시경을 통해 5개의 용종을 제거하고 다음 해 또 다시 대장의 용종을 추가로 제거했습니다. 가슴에서도 혹이 발견돼 맘모톰이라는 수술로 혹을 제거했고요. 그 뒤로 몸 상태가 너무 안 좋아졌습니다. 가끔은 머릿속 회로가 엉키는 느낌, 구름이 끼어있는 느낌, 멍한 느낌 등이 여러 번 스쳐갔습니다.

MRI검사를 받아야겠다는 생각을 했지만 겁이 나서 선뜻 결정할 수 없었습니다. 혹시나 하는 마음에 한달 여간 한약을 복용했지만 큰 효과를 보지 못하고 손이 저린 증상까지 나타나게 되었습니다. 그러던 차에 아로니아 C3G와 **노유파 지방산**을 소개받게 되었습니다.

반신반의하는 마음으로 복용을 시작한 결과, 일주일만에 손저림 증상이 사라지고 20일 후 심한 두통이 나타났습니다. 확인해 보니 치유반응이라더군요. 3~4일 정도 지나니 머리가 맑아지면서 날아갈 듯한 기분이었습니다. 수년 전 교통사고 후유증이 사라진 것입니다.

그런데 중요한 것은 나의 이러한 증상들이 동맥경화가 진행중이었기 때문이라는 것을 알게 된 거예요. 얼마나 놀랐던지. 치료시기를 놓쳤더라면 어땠을까, 생각만 해도 아찔합니다.

협심증

강완준, 경기도 안산시, 74세, 남

지난 해 7월 초순이었습니다. 제 안사람이 갑자기 가슴을 쓸어안으며 통증을 호소했습니다. 눈치를 보니 상당히 오래 전부터 가슴통증으로 고생을 해온 모양이었습니다. 결국 저희 집안에도 병원신세를 져야 하는 식구가 있는 시점이 온 모양이라는 생각이 드니 슬그머니 겁이 났습니다.

안사람 모르게 주위 사람들에게 집사람의 증상을 말하고 치료비를 추산, 종합하여 보니 대략 오천만 원 이상의 자금을 준비해야 할 것으로 의견이 모아졌습니다. 어느덧 7월 하순쯤 되었는데 아내의 가슴통증이 종전에 비해서 훨씬 심해져 병원에 가야 할 상황이 되었습니다.

그때 우연인지 천운인지 장봉근 원장님을 소개받게 되었고 폴란드산 아로니아 C3G와 **노유파 지방산**이 심혈관질환과 동맥경화에 탁월한 효능이 있으며, 그 외에도 당뇨와 심지어 암을 치료하는 용도로 연구결과가 나와 특허를 출원한 상태라는 이야기를 들었습니다.

세상에 이토록 여러 종류의 병에 전방위적인 효력을 갖는 약도 있단 말인가? 제가 아는 상식으로는 도무지 이해가 되지 않았지만 다급한 맘에 아로니아 C3G와 **노유파 지방산**을 구입하여 안사람에게 복용하도록 하였습니다.

섭취한 지 2~3일 후부터 가슴이 편해졌다는 말을 들을 수 있었습니다. 그래서 섭취량을 두 배로 늘려서 일주일간 먹은 결과 상당한 효과를 볼 수 있었는데, 진통횟수가 줄고 통증시간이 짧아졌습니다. 그로부터 1개월 후에는 통증이 완전히 없어졌습니다. 완전 감동이었습니다.

안사람만 좋아진 것이 아니고 저 역시 아로니아 C3G의 마니아가 되어 열심히 섭취한 결과, 만 3개월 만에 근 10년 동안 복용했던 고혈압약을 중단할 만큼 개선되었습니다.

혈관부전, 혈관폐색, 하지마비, 허리디스크

김영란, 여

저는 2011년 10월 초에 갑자기 왼쪽다리가 마비되었습니다. 다리를 절게 되면서 병원과 한의원에서 치료를 받았지만 전혀 차도가 없었고 점점 통증이 더 심해졌습니다. 통증이 심해져서 걸을 수도 없었고, 20일이 지나도 좋아지기는커녕 통증이 더욱 심해져서 발을 디딜 수가 없었습니다.

2011년 11월2일 다시 큰 병원인 현대유비스병원으로 가서 입원한 후 검사한 결과 허리디스크가 있고 왼쪽 다리의 혈관이 막혀 있으며 무릎연골이 파열되고 발목뼈는 틀어지고 물이 고여있는 것으로 나왔습니다. 그래서 12월 22일 수술을 하기로 예약되어 있던 중 지인으로부터 아로니아 C3G를 소개받았지만 처음에는 믿지 않았습니다.

병원에서 한 달을 치료받아도 다리를 딛지 못했는데 아로니아 C3G로 좋아지겠느냐며 저는 남편에게 수술을 할 거라고 했습니다. 남편이 "밑져야 본전이니 한번 먹어보자. 수술은 한달 후에 하면 되지 않느냐?"라고 말해서 수술전에 한번 먹어보기로 마음먹고 먹기 시작했습니다.

그런데 이게 웬일입니까? 먹는 와중에 제 몸에서 이상한 반응이 보이기 시작했습니다. 제 몸의 혈관이 파랗게 두꺼워지면서 나타나더니 온몸이 너무 아파서 견딜 수가 없었지만 호전반응이라고 생각하고 참고 견디었습니다.

입원하기로 한 당일 병원에 전화를 해서 수술을 미루고 아로니아 C3G와 **노유파 지방산**을 열심히 먹었습니다. 일주일 후 다리를 조금씩 디딜 수 있게 되었고, 2주일 후에는 한쪽 목발을, 3주 후에는 남은 한쪽 목발마저 놓았습니다. 저는 너무 신기하고 믿어지지가 않아 또 이러다가 다시 심해지는 게 아닐까 하고 걱정이 되었습니다.

그런데 지금은 제 다리가 너무 좋아지고 눈도 많이 좋아졌습니다. 또한 두통이 심해 진통제 없이는 못 견디던 제가 지금은 진통제를 끊게 되었습니다. 제가 좋아진 모습을 보고 아로니아 C3G를 같이 드시는 분들도 몸이 좋아져 너무 만족하고 계십니다. 아로니아 C3G와 **노유파 지방산**을 개발해주시고 자연치유를 알려주신 장봉근 원장님에게 다시 한번 감사드립니다.

3. 당뇨
당뇨, 갈증, 피로감
국미선, 서울시 도봉구, 영업, 53세

6개월 전부터 몸이 피로하고 소변량이 많아지면서 갈증이 심해져 단골 약국에서 혈당을 검사해 보니 식후 혈당이 370 이상이 나왔습니다. 약사님이 당장 병원에 가보라고 권유했으나 원래 양약을 좋아하지 않는 저는 운동요법과 식이요법을 해본 후에 결정하기로 마음먹었습니다.

식이요법과 운동요법을 하면서 아는 약사님이 권해준 아로니아 C3G와 **노유파 지방산**을 섭취한 지 7일만에 피로감이 현저하게 개선되고, 소변량과 갈증이 상당 부분 사라졌습니다. 약국에서 혈당체크기를 구입한 후 재보니 식후 혈당이 370에서 200으로 떨어졌습니다. 20일째에 혈당을 재보니 식후 130으로 떨어졌으며 심하던 증상이 거의 사라진 것을 느낄 수 있었습니다. 지금은 아로니아 C3G 자연요법을 실시한 지 두 달 정도 되며 혈당수치는 거의 정상인에 가깝게 떨어졌고 몸상태는 아주 좋습니다. 며칠 전 뉴스에서 들었는데 아로니아 C3G와 **노유파 지방산**이 당뇨병뿐만 아니라 모든 성인병을 예방한다고 해서 더욱 더 신뢰가 갑니다.

당뇨, 피로감, 눈 침침

김영순, 서울시 송파구, 자영업, 53세, 여

5년 전 당뇨 진단을 받고 계속해서 병원에서 경구용 혈당강하제를 처방받아 복용하고 있었습니다. 처방약을 빼놓지 않고 복용했는데도 피로감이 심해지면서 눈이 침침하고 체중이 5킬로그램 가량 감소해 병원에서 혈당체크를 한 결과 공복혈당이 220이 나왔습니다.

담당의사 소견으로는 당뇨약에 내약성이 생기면 약이 잘 듣지 않을 수 있다면서 다른 약을 추가로 처방해주었지만 증상은 그다지 개선되지 않았습니다. 병원에서는 인슐린 주사가 남은 유일한 방법이라고 설명을 해줬지만 인슐린주사를 한 번 맞으면 계속 맞아야 된다고 해서 일단 먹는 약과 운동요법을 해보기로 했습니다.

평소 잘 아는 친구에게 인슐린주사를 맞아야 할 것 같다고 했더니 그 친구가 아로니아 C3G와 **노유파 지방산**을 소개해 주면서 아로니아 C3G에 들어있는 C3G라는 색소성분이 당뇨에 특효라면서 적극 권장했습니다. 평소에 믿을 만한 친구였기에 아로니아 C3G와 **노유파 지방산**을 바로 구입해서 복용하기 시작했습니다.

너무 신기하게도 복용한 지 하루만에 피로감과 눈의 침침함이 사라지기 시작했습니다. 복용한 지 15일째에 체중은 2킬로그램 늘었으며 공복혈당은 140으로 떨어졌습니다. 물론 피로감과 침침함은 거의 사라졌습니다. 거짓말처럼 복용한 지 한 달도 못 되어 체중은 원래대로 회복되었으며 공복혈당은 110으로 정상이 되었습니다.

아로니아 C3G와 **노유파 지방산**을 복용한 것 외에 특별히 다르게 행한 것이 없기 때문에, 이렇게 몸이 좋아진 것은 100퍼센트 아로니아 C3G와 **노유파 지방산** 덕분이라고 생각하며 앞으로도 계속해서 복용할 생각입니다

당뇨, 고혈압

오성란, 서울시 노원구 상계1동, 60대, 여

15년 전 혈압도 별로 없고 당뇨만 약간 있었는데 뇌출혈로 여의도성모병원에서 수술받고 반신이 마비되었습니다. 당시 먹던 약을 15년간 복용하면서 합병증으로 우울증, 관절염, 고혈압, 당뇨 등이 점점 더 심해져만 갔습니다.

그러던 어느날 친구의 소개로 알게 된 아로니아 C3G와 **노유파 지방산** 두 가지를 약 3개월간 복용하여 혈압과 혈당이 정상으로 돌아왔고, 피부와 혈색도 좋아지면서 우울증도 말끔히 사라졌습니다.

몸과 마음이 건강해지고 15년간 복용하던 약을 중지하게 된 것이 제일 기분 좋은 일입니다. 항상 진심으로 상담해주신 JBK 자연의학연구소 장봉근 원장님께 감사합니다.

당뇨, 고혈압, 비만
전지현, 경기 용인시, 70세, 여

저는 현재 70세입니다. 어려서부터 허약한 체질로 태어나 결혼 전에는 체중이 40킬로그램을 넘지 않고 추위를 너무 많이 타서 5월까지 스웨터와 두툼한 바지를 벗지 못하고 10월부터 다시 스웨터와 바지를 착용하고 다녔습니다.

결혼 후에는 임신중독증으로 고생하고, 과식과 폭식, 출산을 거듭하면서 체중이 30킬로그램이나 늘었습니다. 몸이 무겁다 보니 다리 관절이 아프고 고관절에 염증이 생겼고, 급성췌장염과 급성신장염 등의 병이 찾아왔습니다. 그래도 혈압과 당뇨가 있다는 것은 몰랐습니다.

어느 날 쓰러지면서 몸을 움직일 수가 없고 말도 어눌해지면서 한 발자국도 걸을 수 없었습니다. 혈압이 230이나 되고 당뇨, 혈압, 고지혈, 동맥경화, 심근경색이라는 병들과 동거를 시작하게 되었지요. 그렇게 약 30년간 혈압, 당뇨약을 복용하였습니다. 약물중독으로 인해 간에 엄청난 피로를 느끼면서 뒷가슴이 칼로 에이는 것처럼 아팠습니다. 몸이 무겁고 만사가 귀찮고 괴로워 차라리 잠자듯 죽었으면 좋겠다는 생각도 했습니다.

그즈음 친지로부터 아로니아 C3G와 **노유파 지방산**을 선물로 받아서 먹기 시작했는데 2주 후부터 치유증상이 나타나기 시작했습니다. 평소에 아픈 곳들이 너무 많아서 견딜 수가 없었습니다. JBK 자연의학연구소 장봉근 원장님과 상담해보니 몸에 이로운 치유반응이니 진통제를 복용하지 말고 자연요법을 실시하라고 하셔서 그대로 실천하였습니다.

그런데 어느날 통증이 사라지면서 30년 가까이 복용했던 혈압약과 당뇨약을 먹지 않고 있습니다. 현재 혈당과 혈압은 정상보다는 약간 위지만 피로감도 사라지고 컨디션은 매우 좋습니다. 섭취한 지 3개월이 되어가는데 피부색도 좋아지고 체중도 10킬로그램 정도 빠졌습니다.

자연치유라는 것이 지금까지 양약에 매달리던 저에게는 생소한 말이지만 혈압약과 혈당약을 먹지 않고 있는데도 좋은 컨디션을 유지하며 불안하거나 걱정되지 않습니다. 아로니아 C3G와 **노유파 지방산**을 지속적으로 섭취하며 자연치유에 대한 믿음을 갖고 실천하여 노후를 건강하게 살고 싶습니다.

당뇨

○○○, 전주시, 50대, 남

병원직원 중에 30년간 당뇨를 앓고 계신 분이 있었습니다. 당화혈수치가 매우 높고 당뇨합병증이 오기 시작하면서 손가락도 구부러지지 않고 살이 급속도로 찌면서 배가 나오고 얼굴이 많이 붓고 푸석한 상태였습니다.

    아로니아 C3G와 **노유파 지방산**, 그리고 지케이산을 같이 드시면서 처음에는 호전반응으로 당수치가 더 높게 나왔으나 세포 내 숨겨진 당까지 빠져나오는 일시적인 반응이라는 말씀을 드리고 계속 드시게 하였는데 20일이 지나고나서야 붓기가 전체적으로 빠지고 손가락도 구부러지는 등 상태가 많이 호전되어 주위의 당뇨가 있는 친구분들에게 많이 소개해주고 계십니다.

4. 관절염, 만성두통
관절염, 탈모, 시력 약화

강성옥, 서울시 강남구 논현동, 여, 주부, 50대

저는 무릎통증이 심하고 눈이 침침했습니다. 친구의 권유로 아로니아 C3G와 **노유파 지방산**을 아침저녁으로 복용했더니 20일쯤 후부터 통증이 사라졌습니다.

현재 약 4개월째 복용중인데, 무릎통증은 말끔히 사라졌고 아침저녁으로 느끼던 피로감도 없어졌습니다. 게다가 심하던 탈모도 개선되었고 시력도 밝아진 것을 느낍니다.

건강은 우리의 삶을 부유하게 한다고 합니다. 천연물질 아로니아 C3G와 **노유파 지방산**을 권해주신 분께 진심으로 감사합니다.

관절염
ㅇㅇㅇ, 전주시, 60대, 여자

제 고객분 중 60대 여자분이 무릎연골이 닳아서 걷는 게 보기에도 불편해 보였는데 아로니아 C3G와 **노유파 지방산과** 바이오 비타민C를 같이 복용하고 나서 일주일 만에 무릎의 통증이 없어져 등산까지 하시게 되었고, 몇 차례 호전반응으로 몸이 전체적으로 좋아지면서 이제는 아로니아 자연치유요법의 열혈팬이 되어 홍보대사 역할을 열심히 하고 있습니다.

관절염, 위염, 빈혈

박순자, 전북 전주시, 주부, 62세, 여

10여 년 전부터 류머티스관절염 때문에 약물을 복용했던 환자입니다. 고단위 소염진통제를 오랫동안 복용함으로써 최근에 심각한 위장장애와 식욕부진, 빈혈증상 등이 나타났습니다. 그래서 아픈 부위에 관절주사만 맞고 있던 상태였습니다.

그러다 제약회사에 다니는 아들의 권유로 약을 중지하고 아로니아 C3G와 **노유파 지방산**을 섭취하기 시작했습니다. 처음 7일 간은 무릎과 손목의 관절통이 더욱 심해졌으나, 그 후로는 통증이 점점 약해지는 것을 느낄 수 있었습니다. 중간중간 통증이 심해져 진통제를 병용한 적도 있었지만, 진통제는 혈관을 차단시키기 때문에 혈액순환이 저하되어 조직이 파괴된다고 해서 진통제 사용을 가급적 절제했습니다.

현재는 병원약을 중지하고 5개월간 아로니아 C3G와 **노유파 지방산**을 섭취하고 있으며, 통증은 거의 없고 속도 좋아지고 식욕도 증가되어 어지럼증도 사라져 너무 좋습니다. 아로니아 C3G가 세포와 혈관을 보호하고 복구한다는 기사를 읽었습니다. 제 관절 및 혈관세포가 살아난 것 같아서 너무나 기분이 좋습니다. 속이 쓰린 증상도 거의 사라졌습니다.

고관절염

서옥순, 서울시 영등포구, 58세, 주부

저는 관절로 20년 넘게 고생한 사람입니다. 통증이 너무 심해 관절전문병원에서 검사한 결과 고관절인데 상태가 심각하니 서둘러 수술할 것을 권유받았습니다. 병이 더 진행되면 허리, 무릎까지도 악화될 것이라는 이야기도 들었습니다.

　당장은 수술을 할 수 없는 상황이라 우선 약을 복용하기로 했습니다. 병원약을 먹던 중 동생의 권유로 아로니아 C3G와 **노유파 지방산**을 알게 되었습니다. 아로니아 C3G와 **노유파 지방산**을 먹는 날부터 기존에 복용하던 약을 중지했는데 지금은 관절 상태가 많이 좋아져 수술을 하지 않아도 되겠다는 자신감이 생겼습니다. 하루하루 삶이 너무 즐겁습니다.

허리협착증, 무릎통증, 위염, 어혈

박미연, 방배동, 여

저는 어머님들의 사랑을 듬뿍 받는 노래강사였습니다. 노래의 즐거움을 함께 나누며 신나고 행복하게 온 열정을 쏟으며 지냈습니다. 노래를 하면 행복했지만 건강이 따라주지 않으니 계속 할 수가 없더군요. 허리협착증이 생겨서 늘 물리치료와 침을 맞았지만 잘 낫지 않았고 무리하면 바로 통증이 유발되었습니다. 신경이 예민하고 피곤해지면 심한 무릎통증과 질염, 그리고 여드름 등으로 얼굴상태가 말이 아니었습니다. 여자로서 정말 힘들었습니다.

그러던 중 저를 잘 아는 언니가 노래강사를 그만두고 오래토록 건강을 지키며 마음 편하게 살아보자고 건강사업을 권유하여 작년에 건강백세시대라는 간판을 걸고 방배동에서 사업을 시작했습니다. 그러나 건강식품이 그게 그거고, 딱히 획기적인 제품을 만나지 못하던 중 정신을 번쩍 들게 하는 아로니아 C3G를 만나게 되었습니다.

처음에는 혹시나 또 그저그런 제품일까봐 외면하려 했지만 일단 한번 먹어보고 결정하자라는 맘을 먹고 아로니아 C3G와 **노유파 지방산**을 먹기 시작했습니다. 일주일만에 놀랍게도 제 몸에 있던 지저분한 어혈자국이 사라지기 시작하더니 만성적으로 아팠던 배가 점점 나아지고, 3주 정도 먹으니 심한 무릎통증과 허리통증이 말끔하게 사라졌습니다.

함께 일하는 언니가 제 안색이 환해졌다고 놀라워하고, 제 주변사람들도 저를 보며 많이 예뻐졌다고 칭찬을 합니다. 저 역시 몸의 기운이 하루가 다르게 생기가 도는 것을 느낍니다.

저의 경험을 통해 아로니아 C3G와 **노유파 지방산**이 몸이 아픈 많은 분들에게 건강을 선물할 거라 확신합니다. 이제 아로니아 C3G는 저희 가게에서 없어서는 안될 최고의 보물입니다

관절염, 오십견, 습관성 방광염
이유남, 서울시 관악구 인헌동, 56세, 여

저는 3년전쯤 갱년기가 찾아왔습니다. 면역력이 떨어지면서 우울증을 비롯한 관절, 오십견, 허리통증 등 눈만 뜨면 아프다는 소리을 달고 살면서도 이것이 늙어가는 과정이라고만 생각했습니다.

특히 습관성 방광염으로 인해 많은 고통을 겪어왔습니다. 단 한번이라도 방광염을 경험해 보신 분들은 얼마나 고통스러운 것인지를 알고 계실 겁니다. 너무나 고통스러워 병원을 가면 바이러스 운운하며 약과 주사로 견뎌야만 했습니다.

그러던 어느날 지인으로부터 아로니아 C3G를 먹으면 방광염뿐만 아니라 몸이 전체적으로 좋아진다는 소리에 반신반의하며 아로니아 C3G와 **노유파 지방산**을 먹기 시작하면서 원인을 알게 되었습니다. 먹기 시작한 지 20일쯤 지나서 생리 찌꺼기가 남아 염증으로 있던 것이 나오기 시작했습니다. 정말 놀라운 일이었습니다.

그리고 그 이후부터는 정말 깨끗해졌습니다. 아로니아 C3G와 **노유파 지방산**을 먹으면서 노이로제에 걸릴 정도로 고질병이였던 방광염을 비롯해 오십견, 관절, 허리통증이 치유되면서 행복한 시간을 열심히 살고 있습니다. JBK 자연의학연구소 장봉근 원장님께 감사드립니다.

관절염, 편두통, 이명, 생리불순

박미현, 전주시, 50세, 여

저혈압, 고지혈증, 콜레스테롤과수치, 어깨눌림, 등눌림, 어지럼증, 이명현상, 퇴행성관절염, 하지정맥, 눈밑 떨림, 심한 두통, 목뼈와 뒷목, 뒤통수 뻐근함, 생리불순, 다크서클, 발뒤꿈치 통증, 저체온 증상 등이 있어 아침에 일어나는 것이 고통스러웠고 심한 발뒤꿈치의 통증은 걸음걸이를 바꿀 정도였습니다. 오후 4시만 되면 이미 에너지가 소진되어 지쳐버렸습니다.

건강한 것이 단 하나 있다면 늘 꿈이 있었고 긍정적인 가치관을 가진 것이었습니다. 만약에 아로니아 C3G를 만나지 않고 조금 더 시간이 흘렀다면 나 역시 어디선가 암이 생기지 않았을까 싶습니다.

아로니아 C3G와 **노유파 지방산**을 섭취하는 동안 아로니아 C3G는 1주일에 한 병씩 먹었는데 묵직한 두통, 가려움증, 거품나는 소변, 잦은 방귀, 온몸을 돌아 다니며 찾아오는 감전되는 것 같은 찌릿함 등 여러 호전반응을 겪으면서 하나하나 치유가 일어나기 시작했습니다.

한 달쯤 지났을 때 뒤꿈치 통증이 없어지기 시작했고 몸이 가벼워졌으며 심한 편두통이 사라지고 4개월 후엔 이명현상, 어지럼증이 사라졌고 전반적으로 아픈 곳이 줄었습니다. 놀라운 것은 3개월 후 불규칙했던 생리주기가 28일로 맞춰지고 생리통도 많이 없어졌습니다. 6개월쯤 후에는 자유자재로 고개를 돌릴 수 있었고 무릎 앞꼭지가 아파 계단을 내려오는 것이 불편했는데 그것도 모두 사라졌습니다.

몸이 따뜻해져서 내복 없이 처음으로 겨울을 보내기도 했습니다. 최선을 다해 하루를 지내도 피곤하지 않고 지치지 않으며 어릴 때부터 따라다니던 어지럼증과 이명현상도 말끔히 사라졌습니다.

제가 체험한 아로니아 C3G와 **노유파 지방산**은 지금까지 경험했던 그 어떤 건강식품과도 비교할 수 없을 정도로 효과가 탁월한 물질이라고 생각합니다.

주변 사람들이 어떤 치유가 그렇게 강하게 일어났냐고 물을 때 늘 이렇게 대답합니다. "내 몸 속에 있는 피, 그 피가 완전히 바뀌었어요!"

그리고 마음속으로 늘 아로니아 C3G에 감사를 보냅니다. "지독한 한겨울의 추위와 비 한 방울 안 내리고 16시간 내리쬐는 자외선의 여름이 만들어낸 적자색의 유일한 안토시아닌

100% C3G, 네가 나를 이렇게 치유시켰구나, 정말 고마워, 얼마나 힘들었겠니?"

10년 전 폴란드에서 아로니아를 가져와 지금까지 헌신적으로 임상연구와 신약개발을 하고 계신 장봉근 원장님께 다시 한번 진심으로 감사를 전합니다.

관절염, 만성두통, 무좀

조명희, 부산시, 여, 50세

저는 스트레스성 만성두통으로 10년 이상 통증이 있을 때마다 진통제를 복용하였습니다. 늘 비상용 두통약이 가방 속에 들어 있었습니다. 또 1년 전 우측 무릎 관절염 수술도 받았습니다. 그런데 2개월 전부터 무릎이 다시 붓고 아프기 시작 했습니다. 여러 가지 스트레스를 받으면 여지없이 찾아오는 두통에 눈이 빠질 듯이 아팠습니다.

그러던 중 문권사님으로부터 아로니아를 전해듣게 되었고, 김옥종 대표님이 간암선고를 받았다는 소문을 1년 전에 듣고는 있었지만 안타까운 마음뿐이었습니다. 그러다가 다시 만나뵈니 그렇게 건강하실 줄 상상도 못했는데 너무도 건강한 모습에 엄청 놀라면서 아로니아와 자연치유로 건강을 되찾게 되었다는 말씀을 듣고 저도 마음의 문을 열고 복용을 시작하였습니다.

처음에는 방귀가 나오기 시작하더니 2주쯤 지나면서 무릎이 다시 아파오기 시작하였습니다. 저녁 때는 퉁퉁 부어올라 절뚝거렸고 계단을 오르내릴 땐 더욱 아팠습니다. 심지어 잘 때도 아파오기에 병원을 다시 찾았더니 수술을 한 번더

해야된다고 하였습니다.

 그런데 이번 자연치유관리사 교육과정 3일간 디톡스를 하면서 그렇게 많이 부었던 무릎의 붓기가 거의 다 빠졌고 통증도 많이 완화되었습니다. 알고보니 그렇게 아팠던 게 호전반응이었습니다. 통증이 심해져서 먹는 양을 줄였었는데 더 먹어야 된다는 말을 이제야 알겠습니다.

 며칠 전 갑자기 두통이 심해진 것도 명현반응이었나 봅니다. 위암수술을 받은 친구에게도 아로니아 C3G와 **노유파 지방산**을 전해주었는데 손발저림이 덜하다고 하였고, 비염으로 몇 년을 고생하던 분도 10일만에 막혔던 코가 거의 뚫렸다고 하였고, 그 남편도 아로니아 비누로 샤워를 하였는데 7일만에 발가락 사이에 곰팡이균이 없어졌다며 신기해 하였습니다.

 또 지압으로 교정치료를 하시는 분이 혈액 검사기계로 그분의 고객한테 아로니아 C3G를 복용하기 30분 전에 혈액검사를 하고 복용 30분 후에 다시 검사를 하였더니 혈액이 너무나 깨끗해졌다며 제품을 구입하였습니다.

 이렇게 여러 가지 효과가 나타나는 아로니아 C3G와 **노유파 지방산**, 그리고 장원장님의 자연치유만이 앞으로 진정한 건강지킴이가 될 것이라 믿습니다.

관절염, 편두통

정찬례, 광주시, 53세, 여

저는 2011년 10월경 아로니아 C3G와 **노유파 지방산**을 처음 복용한 후로 현재까지 여러 가지 반응들이 나타났습니다. 먼저 관절염을 앓고 있던 상황에서 통증완화와 통증이 번갈아 나타났으며 시간이 갈수록 정도가 완화되었습니다. 또한 왼쪽 편두통이 심했는데 지금은 말끔히 사라졌으며 몇 년 전부터 밤에 숙면을 취할 수 없을만큼 화장실을 자주 다녔던 상황이 바뀌어 이젠 한번 정도만 가는 현실이 참으로 좋습니다. 요사이는 눈에 다래끼 증세가 며칠 간격으로 나타나고 있는데 가렵고 붓기는 하지만 곪지는 않는 것이 신기합니다.

그리고 큰 변화는 피부에 온 것 같습니다. 종전엔 피부에 탄력이 없어서 쳐져 보였는데 지금은 보톡스를 맞은 것처럼 탱탱해졌습니다. 한동안 피부에 심하게 열이 나면서 당기는 느낌을 받은 후부터 달라진 것 같습니다. 저를 아는 모든 분들이 피부에 대한 칭찬을 합니다. 심지어 길가는 사람들까지도요. 그래서 저는 요즘 동네 목욕탕에 가게 되면 "피부엔 아로니아 C3G가 최고"라는 광고를 자연스럽게 합니다. 효과를 보게 된 저는 평생 아로니아 마니아로 남을 것입니다.

만성두통, 수족저림

권윤지, 서울시, 52세, 주부, 여

저는 10년 전부터 머리가 심하게 아프고 심할 때는 뒷목이 뻣뻣하고 토할 것 같은 경우도 종종 있었습니다. 견디지 못할 땐 진통제도 많이 복용했습니다. 주변 약국의 약사님들이 증세가 뇌종양일지도 모르니 병원에 가서 검진을 받아보라고까지 하셨습니다.

무섭고 두려운 마음으로 강동성심병원에서 검사를 한 결과 뇌종양은 아닌 것으로 판명되었습니다. 뚜렷한 진단 없이 약만 지어서 돌아왔습니다. 그 후 두통에 좋다는 건강식품을 많이 먹었지만 별 효과를 보지 못했습니다. 신경을 많이 쓰면 머리가 더 아팠고 뒷목이 뻣뻣했습니다. 이러다가 중풍이 오지 않을까 걱정도 많이 했습니다. 혈액순환이 원활치 않아서 그런가 하고 한의원에서 약도 지어 먹었지만 별 효과가 없었습니다.

저의 이러한 증상을 알고 있던 친구가 2008년 10월 중순경 아로니아 C3G와 **노유파 지방산**을 주면서 머리 아픈데 좋을 거라고 잘 챙겨먹으라고 했습니다. 처음엔 설마하는 마음으로 그냥 먹기 시작했는데 3일째부터 머리 아픈 증상이 사라졌습니다. 그래서 머리가 안 아픈 날인가 보다 했는데 그 다음날도 그 다음날도 아픈 증상이 없었습니다.

그러다가 10일 후 저녁에 심하게 머리가 아프고 나서 지금까지는 그렇게 심하게 아픈 증상은 사라졌습니다. 아로니아 C3G와 **노유파 지방산**을 먹기 전에는 저녁시간이면 항상 피곤했고 잠자리에 들 때면 손발이 저리고 발바닥이 화끈거릴 때가 있었는데 그것도 많이 없어졌습니다.

요즘에도 아로니아 C3G와 **노유파 지방산**을 먹고 있는데 몸이 가벼워지고 머리도 상쾌해져서 기분이 매우 좋습니다. 아침저녁으로 열심히 챙겨 먹고 있습니다.

5. 알레르기, 아토피질환
악성 아토피성피부염

김재진, 대전시 유성구, 24세, 남

우리 아이는 초등학교 4학년 때부터 아토피성피부염이 생겼습니다. 시간이 지날수록 점점 심해지면서 등을 심하게 긁으면 등이 핏물로 범벅이 되어 제대로 잠을 잘 수도 없을 정도였지요. 얼굴에도 온통 아토피가 생겨 유명하다는 병원과 한의원에서 치료를 받아봤지만 약을 복용할 때만 잠시 나아지다가 다시 더 악화되곤 했어요.

외출을 할 때는 꼭 모자를 눌러쓰고 마스크로 온통 얼굴을 가린 채 외출을 해야 할 정도였습니다. 팔과 다리가 접히는 부분은 더욱 심해, 갈라진 논바닥처럼 피부가 변하고 갈라진 피부 사이로 핏물이 엉겼습니다. 만지면 부서져버릴 것 같은 피부에서 윤기라고는 전혀 찾아볼 수 없었습니다. 심한 경우엔 온몸에 붉은 반점이 생기고 모두 곪아버리는 바람에 2차 감염이 되어 두 번씩이나 입원을 했습니다.

20대의 젊은 나이에 멋 한번 부려보지 못하고, 여름이 되면 윗옷에 핏자욱이 번져 보이고 가려워서 두 손으로 두드리는 소리에 밤잠을 못자는 아이를 볼 때마다 가슴이 먹먹해

진 수 많은 날들….

어느 날 지인의 소개로 JBK 자연의학연구소 장봉근 원장님을 만나 아로니아 C3G와 **노유파 지방산**의 설명을 듣고 난 후, 며칠 뒤 제 아들과 소장님과의 첫 만남에서 18개월에서 24개월 정도 아로니아 자연요법으로 치료하면 반드시 완치할 수 있다는 말씀을 들었습니다. 그 이후로 소장님이 직접 만들어주신 아토피 자연요법에 따라 꾸준히 아로니아 C3G와 **노유파 지방산**을 섭취했습니다.

약 한 달이 되면서 온 얼굴에 진물이 생기고 마르고 또 생기기를 반복하면서 얼굴 피부가 다 벗겨지자 덜컥 겁이 나서 포기하고 다시 병원에 가고 싶었는데 소장님께서 자연치유되는 좋은 반응이니까 긍정적인 생각을 가지고 참고 견뎌야 한다고 말씀하셨습니다. 이와 같은 치유반응이 몇 번 반복되면서 점차적으로 육안으로도 확인할 수 있을 정도로 좋아지기 시작하고, 가려움의 고통도 점점 사라졌습니다.

장소장님이 말씀하신대로 마침내 지난 10년간 온 몸의 피부 전체가 아토피였던 우리 아들의 피부가 이제는 그 어디서도 아토피의 흔적을 찾을 수 없을 정도로 완전히 다 나았습니다.

암보다 더 무서운 것이 아토피라고 생각합니다. 그렇게 고치기 힘든 악성 아토피를 고쳤다는 생각을 하면 꿈만 같습니다. 악몽과 같았던 지난 날, 지인으로 인해 만났던 장봉근소장님의 말씀에 믿음과 선택을 하게 해주신 하느님께 감사드리며, 저와 아들은 아로니아 C3G와 **노유파 지방산**을 통해 악성 아토피를 고쳐주시고 새 삶과 희망을 주신 장봉근 원장님에게 진심으로 감사드립니다.

아토피로 고생하는 모든 분들에게 저와 아들의 체험담을 꼭 보여드리고 아토피 치료에 도움이 되고자 하는 마음으로 체험수기를 올려봅니다. 오늘도 아로니아 C3G와 **노유파 지방산**으로 새 삶을 살게 된 제 아들의 환한 웃음과 기뻐하는 모습을 볼 때마다 꿈만 같습니다.

아토피성피부염

○○○, 서울시 면목동, 9세, 남

현재 초등학교 2학년이 되는 꽃미남 미소년입니다. 2008년 무덥던 여름날 지인 가족분들과 다함께 승합차로 여름휴가를 떠났습니다. 귀여운 작은 요크셔 강아지 한 마리도 동승을 하였습니다. 여행 목적지에 도착할 즈음 아이에게서 피부 트러블이 조금씩 시작되더니, 이른 저녁 목적지인 시골 별장에 도착해서는 전신에 두드러기 발진이 무섭게 덮여서 시내 응급실을 찾아야 하는 상황이 벌어졌습니다. 겁이 덜컥 났습니다.

그런데 평상시 아이가 아토피성 피부건조증으로 H대병원 피부과를 3살 때부터 다니고 있던 터라 피부가려움증과 발진트러블을 진정시켜줄 로션타입 연고제(락티케어, 제마지스, 아드반탄…)를 발라주고 심한 트러블 시 복용하는 약을 먹고 나서야 모든 상황이 진정될 수 있었습니다.

그렇게 걱정스레 첫 여름휴가를 보내고 돌아온 다음날 바로 병원에 가서 예상할 수 있는 모든 알레르기 검사를 받았습니다. 이 과정에서 아이는 너무도 밝고 씩씩하게 웃으며 견뎌주었습니다. 어른도 하기 힘든 천식환자들 테스트인 호흡식, 양팔과 등 전체를 핀으로 상처를 낸 뒤 시약으로 트러블을 표시하는 피부 테스트까지, 한 가지를 테스트 받고 나올 때마다 아이는 벌겋게 상기된 볼을 하고는 진땀에 젖어 웃어 보이며 나의 품에 안겨 "어머니, 저 잘 했지요?" 하고 물을 때 동행하신 친정어머니와 저는 고개를 젖히고 아이의 등을 다독이며 눈물을 삼켰습니다.

얼마 뒤 검사 결과는 A4 용지 4장의 분량으로 빽빽히 프린트되어 나왔고, 수많은 리스트에서 눈에 띄는 한 줄 "Dog Allergy(개 알레르기)" 너무도 어이없는 결과였습니다. 이 한 가지의 알레르기로 목숨이 위험할 수도 있다는…. 놀라지 않을 수가 없었습니다.

그리고 학교에 입학해서 검사결과서를 학교에 제출하여 교실에서 아이의 사방으로는 애완동물을 키우는 친구들과 가깝게 할 수가 없었습니다. 그리고 알레르기 면역치료가 시작되었습니다. 치료비를 미리 선납하고 캐나다에서 면역주사약을 6개월분씩 주문제작으로 들여와 비가 오나 눈이 오나 일주일에 한 번씩 접종을 다녀야 했고, 주사를 맞은 후 30분 정도를 대기실 의자에 앉아 혹시 모를 부작용 반응시간 경과 후 돌아와야 했습니다.

그렇게 일년을 아이와 함께 가족이 힘든 시간을 보내던 중 캐나다에서 부작용이 발생되어 더 이상 면역주사를 접종할 수 없게 되어 낙심하던 터에 아로니아 C3G와 **노유파 지방산**을 섭취할 기회가 생겼습니다. 더 이상 면역주사를 접종할 수 없게 되어 현재까지 섭취기간이 약 4개월 남짓 합니다.

섭취하기 시작하고 두달은 호전반응 현상으로 힘겨운 때도 있었지만 장봉근 원장님의 도움으로 두달 전부터는 병원과의 인연을 끊고 아이가 아로니아 C3G와 **노유파 지방산**의 마니아가 되어 너무도 예쁘고 건강하게 생활하고 있습니다.

다시 한번 장봉근 원장님에게 깊은 감사를 드립니다.

만성 아토피성피부염

김민수, 서울시 강남구, 학생, 11세, 남

제 아들은 2세 때부터 아토피성피부염이 진행되어 최근에는 만성 아토피성피부염이라는 진단을 받았습니다. 아토피성피부염은 봄과 가을에 특히 심해지며 전신에 가려움과 발진 등으로 학습수행이 불가할 정도였습니다.

병원에서 약을 처방받아 복용했지만 효과는 미비했고 무기력, 위장장애, 졸음, 부종 등의 부작용이 심각했습니다. 병원에서는 약을 중지하거나, 약내성이 발생했으므로 약의 용량을 증가시킬 수밖에 없다고 했습니다. 그때부터 아는 의사분의 소개로 아로니아 C3G와 **노유파 지방산**을 병원처방약과 병용해서 복용하기 시작했습니다.

복용 7일째에 가려움과 발진증상이 절반 이상 사라졌으며, 복용 30일째에 가려움과 발진이 거의 사라지고 위장장애와 졸음, 부종 등이 없어졌습니다. 그 후로 병원약을 절반으로 줄여 복용하고 있으나 가려움과 발진증상은 나타나지 않고 있습니다. 육안으로 보기에도 피부가 많이 호전되었으며 피로감도 개선된 것 같습니다.

섭취한 지 6개월이 지난 현재, 병원약은 완전히 중지했으며 피부색도 정상으로 돌아왔습니다. 가려움증 및 발진 등의 아토피 증상은 대부분 사라졌습니다. 지금도 아로니아 C3G와 **노유파 지방산**을 계속해서 섭취하고 있습니다.

아는 약사님이 아로니아 C3G가 피부세포를 보호하고 **노유파 지방산**이 세포를 복구시킨다고 설명을 해주셨습니다. 아토피성피부염을 앓고 있는 많은 아이들에게 아로니아 C3G와 **노유파 지방산**을 적극 추전합니다 .

알레르기비염, 백내장, 오십견

김숙자, 경기도 용인시 수지구, 50대, 여

저는 한 마디로 걸어다니는 종합병원이라 할 정도였습니다. 알레르기비염으로 오랫동안 고통스러웠고, 위와 장의 기능이 떨어져 늘상 피곤했으며, 30대에는 오십견이 찾아왔습니다. 이 외에도 무좀, 발의 각질, 귀의 종기, 백내장 등으로 건강이 몹시 안 좋은 상태였죠. 당연히 남들 마시는 커피나 술은 입에도 못 댔고요.

그러다 2008년 8월 21일부터 아는 분의 소개로 아로니아 C3G와 **노유파 지방산**을 먹기 시작했는데, 한달 보름 정도가 지나자 누런 코가 3일 정도 나오더니 지금은 코 상태가 너무 편하고 좋아졌습니다. 백내장도 수술하지 않고 한달 간격으로 모래알이 낀 것처럼 세 번 정도 증세가 나타나더니 좋아졌고, 발의 각질이나 각종 장기의 기능이 신기할 정도로 개선되었습니다.

또한 2009년 3월에는 치과치료를 받았는데, 소염진통제를 먹지 않고도 천연항생제인 아로니아 C3G와 **노유파 지방산**만으로 염증이 전혀 없이 나았습니다. 요즘은 커피와 술도 한 잔씩 마시며 손톱이 갈라지는 증상도 없어졌답니다.

알레르기비염

김재영, 서울시, 42세, 남

건강에 대해 관심이 많은 저는 술, 담배를 전혀 하지 않습니다. 체질에 맞지도 않고, 술은 한 잔만 마셔도 온몸이 빨갛게 될 정도라서요. 20대 이후부터는 혼자 생활을 하다보니 인스턴트 음식과 외식을 주로 했지만 병원신세를 질 정도로 크게 건강을 해친 적은 없었습니다.

생식, 수지침, 건강식품 등으로 나름 건강관리를 해온 덕분에 또래 친구들보다 몇년은 어려보인다는 이야기도 들었습니다. 그런데 30대 이후부터 몸의 기능이 약간씩 저하되는 느낌을 받았습니다. 환절기에는 알레르기성비염 증세가 나타났고, 5~6년 정도 약으로 치료를 하고 있는 상태입니다. 나름대로 건강관리를 해왔다고는 해도 나이가 들고 면역력이 떨어지는 것은 어쩔 수 없나 봅니다.

그러던 3개월 전에 지인의 소개로 아로니아 C3G와 **노유파 지방산**을 알게 되었습니다. 그 후 지금까지 먹고 있는데, 알레르기비염 증상이 거의 사라졌고 코가 너무 시원해졌습니다. 아로니아 C3G와 **노유파 지방산**을 섭취하면서 몸이 가벼워지고 눈이 맑아진 것을 느낍니다. 그리고 소변볼 때 시원하지 않던 증상도 많이 좋아져 '이제는 20대의 젊은 몸으로 돌아가는구나'라는 생각이 들 정도입니다. 8살 아래 남동생에게도 권해 함께 건강을 지킬 생각입니다.

알레르기비염, 위염, 만성두통

임명숙, 서울시 동대문구 이문동, 50대, 여

저는 40세 이후부터 비가 올라고 하면 여지없이 머리가 아팠습니다. 머리가 앞뒤로 흔들리면서 통증도 심했지요. 주위에서는 농담으로 기상대라는 별명을 붙여줄 정도로, 머리가 아프면 반드시 2~3일 후에는 비가 내렸습니다. 통증이 심할 때는 진통제를 먹곤 했어요.

그러다 아로니아 C3G를 친구의 소개로 알게 되었습니다. 큰 효과가 있을까 반신반의하며 제품을 받았지만 바로 복용하지는 않았지요. 대신 비염과 시력저하로 힘들어 하는 고등학교 3학년 딸아이에게 주었습니다. 아침저녁으로 아로니아 C3G와 **노유파 지방산**을 한달 정도 먹자 딸아이의 상태가 좋아지기 시작했습니다.

6개월이 지나면서는 언제 비염이 있었나 싶을 정도로 호전되더군요. 그래서 저도 딸과 함께 아로니아 C3G와 **노유파 지방산**을 복용하기 시작한 지 7개월 정도가 되었습니다. 요즘은 주위에서 왜 비오기 전 머리가 아프지 않냐고 물어올 정도랍니다.

10여 년을 고생했던 두통이 사라지니 너무 신기하더군요.

만성위하수도 더불어 좋아졌고요. 요즘엔 식사시간이 즐겁고 양도 남들 먹는 만큼은 먹는답니다. 안구건조증도 많이 좋아졌고요.

하루를 시작하고 마무리 할 때 온 식구들이 꼭 챙기는 우리집 건강지킴이 아로니아 C3G와 **노유파 지방산**. 더욱 많은 사람들이 저처럼 아로니아 C3G와 **노유파 지방산**을 사랑할 수 있게 되기를 바랍니다.

알레르기비염

김복희, 광주시 서화정동, 41세, 여

저는 알레르기비염으로 늘 저녁과 아침, 기후변화가 올 때마다 화장지 1롤은 하루에 다 쓸 정도로 시달려 전국 유명한 한의원, 이비인후과는 다 다녀보았습니다. 결론은 임시방편으로 심할 때마다 약을 복용하는 것 외에는 없었으며 한의원에서 준 환제는 먹을 때 뿐이었습니다.

그러던 어느 날 남편으로부터 아로니아 C3G와 **노유파 지방산**을 전달받아 먹은 지 3일째 되는 날부터 14년 동안 그렇게 심했던 비염이 완화되기 시작하여 현재는 완치되었습니다.

또한 결혼 전부터 고생해온 심한 생리통이 말끔하게 사라져 지금은 너무나 편안하고 행복하답니다. 전국민 누구나 아로니아 C3G를 만나 건강한 나라, 건강한 가정이 되었으면 합니다. 아로니아 C3G 파이팅!

알레르기천식, 편두통

박은숙, 서울시 성동구, 53세, 여

천식으로 10년 정도 고생을 했고 친정 어머니가 천식으로 돌아가신 가족력이 있습니다. 증세가 매우 심하고 약을 너무 오래 복용해서인지 위도 아프고 편두통도 있었습니다. 기침이 주로 밤에 심하고, 심하게 기침을 한 다음 날엔 옆구리가 아파서 숨도 크게 쉴 수 없을 만큼 고통스러웠습니다.

2011년 10월, 지인으로부터 아로니아 C3G와 **노유파 지방산**을 알게 되고 복용한 지 8일째 되는 날 아침, 어젯밤 기침을 한 번도 하지 않고 잘 잤다는 걸 알게 되고 아들에게도 먹이게 되었습니다.

제가 39세에 아들을 8삭둥이로 낳아서인지 아들이 초등학교 4학년이 되면서 편두통이 발병하여 점점 심해지더니 중학교 3학년 때는 한 달이면 2~3회씩 편두통 때문에 조퇴를 하고 집으로 올 정도였습니다. 아들에게 15일 정도 먹인 이후로 편두통이 말끔하게 사라졌습니다.

저의 경우 먹은 지 3일 후부터 몸이 심하게 가렵고 나른하고 소변에서 간장냄새가 나고 눈병처럼 눈곱이 많이 끼는 등의 독소가 배출되는 강력한 호전반응을 겪고 나서 지금은 몸이 너무나 좋아졌습니다.

    제가 건강해지니 지금은 아프다는 사람이 있으면 아로니아 C3G를 꼭 권해드리고 싶습니다. 제 인생에 가장 큰 행운이 있다면 그것은 아로니아 C3G를 만난 것입니다.

알레르기천식, 폐경

박순화, 청주시, 50세, 여

저는 올해로 50세가 되는 주부입니다. 운전은 하지 않고 버스를 타고 다니는데 버스를 타면 알레르기천식 발작을 일으켜 기침을 한번 시작하면 호흡곤란과 더불어 눈이 충혈되고 눈물이 쏙 나올 정도로 심합니다.

2011년 11월부터 지인의 소개로 아로니아 C3G와 **노유파 지방산**을 알게 되어 먹기 시작했습니다. 먹자 마자 콧물, 가래 같은 호전반응이 나타나기 시작하면서 한 달쯤 지나니까 알레르기천식 증세가 씻은 듯이 사라졌습니다. 정말 신기했습니다.

그리고 저는 조금 이르긴 하지만 폐경이 온 지 1년 가까이 되었습니다. 아로니아 C3G와 **노유파 지방산**을 섭취하면서 생리가 다시 복구되기를 간절히 바랐습니다. 간절한 바람이 통했는지 복용한 지 3개월이 지나면서 정말로 멈췄던 생리가 다시 나오기 시작했습니다. 반가운 손님이 찾아와서 너무너무 기뻤습니다.

여자들은 폐경이 되면서 갑상선 같은 질병이 찾아오기 시작한다고 알고 있는데 조금이라도 늦출 수 있어서 얼마나 기뺐는지 모릅니다. 아로니아 C3G와 **노유파 지방산**을 만나게 해주시고 건강을 되찾게 해주신 장봉근 원장님에게 진심으로 감사합니다.

6. 비만

비만, 두통, 변비, 불면증, 고혈압, 당뇨

김수진, 경기도 성남시 분당구, 강사, 27세, 여

저는 학원강사로 근무하고 있는 20대 여성입니다. 최근에 병원에서 종합검진을 받은 결과 고도비만, 고혈압, 당뇨 판정을 받았습니다. 과도한 업무 스트레스와 불규칙한 식사, 운동 부족 등이 원인이 되어 체지방이 증가하고 혈관이 좁아지고 대사기능까지 저하되어 발생된 증상인 것 같습니다.

2년 전 54킬로그램이었던 체중이 70킬로그램까지 불어나면서 변비와 두통, 불면증이 심해졌으며 병원에서 운동요법과 식이요법을 우선할 것을 권유받았습니다. 하지만 운동하고 먹는 것을 조절하는 것이 매우 힘들어 고민하고 있던 즈음에 지인의 소개로 알게된 아로니아 C3G와 **노유파 지방산**을 섭취하게 되었습니다.

신기하게도 섭취한 지 3일만에 변비가 사라지고 몸이 가벼워지는 듯한 느낌을 받았습니다. 섭취 후 10일째 체중이 3킬로그램 가량 줄어들고 두통이 말끔히 사라졌습니다. 복용 후 2달째에는 체중이 10킬로그램이나 줄어 60킬로그램이 되었으며 두통과 변비, 불면증이 완전히 사라졌습니다.

그리고 드디어 복용한 지 5개월째에 체중이 54킬로그램으로 돌아왔습니다. 지금은 몸도 너무 가볍고 고혈압, 당뇨, 변비도 개선되었을 뿐만 아니라 주변 사람들도 제 얼굴이 예뻐지고 환해졌다고 합니다.

그리고 아로니아 C3G와 **노유파 지방산**을 섭취하고 나서 전보다 피부색이 더욱 좋아졌습니다. 탄력이 생기고 피부가 윤택해져서 너무 행복합니다.

복부비만, 협심증, 숙변, 변비

서복순, 서울시 중랑구, 56세, 사업

저는 피아노 학원을 운영하고 있는데 최근 몸이 많이 불고 가슴통증으로 레슨하기가 힘들 정도였습니다. 그래서 학원과 가까운 내과의원에서 심전도 검사를 한 결과 협심증 증세가 보인다면서 밤에 이 증세가 나타나면 위험하니 큰 병원에서 진료받을 것을 권하였습니다.

그래서 상계 백병원에서 심전도 검사도 받고 약도 먹었습니다. 가슴통증 외에도 늘상 몸이 무거워 피곤하였고 변비도 심했습니다. 우연히 아는 분의 권유로 아로니아 C3G와 **노유파 지방산**을 만났습니다.

열심히 3개월 정도 섭취한 결과 지금은 가슴통증이 사라지고 비만이었던 체중도 많이 빠졌습니다. 섭취하는 동안 숙변이 제거되어 몸이 무척 가볍고 뱃살도 빠지기 시작했습니다. 저와 가까운 분들께도 이 좋은 소식을 전하여 함께 건강을 지키고 싶은 마음입니다.

복부비만, 협심증
박성현, 경기도 군포시 당동, 남, 자영업, 50대

5년 전부터 가슴이 따끔따끔 아프고 달리기를 할 수 없을 정도로 가슴이 답답하고 숨이 막힐 것 같은 증세가 있었습니다. 등에는 파스를 붙여 놓은 듯한 차가운 느낌이 들었고 점점 불어나는 뱃살도 걱정이었습니다.

    그때 아로니아 C3G와 **노유파 지방산**을 만나 매일 점심저녁으로 아로니아 C3G를 약 3개월 동안 복용했습니다. 아로니아 C3G와 **노유파 지방산**의 복용량을 늘리면서 가슴이 답답한 증상이 완전 해소되고 허리 둘레도 약 2인치 정도 줄면서 체중 또한 약 6킬로그램 정도 줄어 30대 몸매로 돌아가는 자신이 너무나 자랑스럽습니다.

    꾸준히 복용하여 건강과 행복을 누리겠습니다.

7. 기타

전립선 비대증

김학용, 서울시 중랑구 상봉동, 남, 사업, 65세

저는 65세입니다. 60대의 65퍼센트가 전립선 비대증으로 삶의 질이 떨어진다는 학설이 있지요. 저도 비뇨기과 검사 결과 전립선 비대증이라는 진단을 받았습니다.

처방받은 양약 한 달분을 매일 저녁 잠자리에 들기 전에 한 알씩 복용해도 별다른 차도가 없었습니다. 그러다 아로니아 C3G라는 천연식품을 접하면서 5년 동안 시달리며 내심 암으로 전이되지 않을까 걱정했던 전립선 비대증이 확연히 좋아졌습니다.

아로니아 C3G와 **노유파 지방산**을 같이 먹으면서 야간 소변횟수가 차츰 줄어들고 아랫부분의 불쾌감이 완화되었습니다. 섭취한 지 10개월째에 접어들면서 지금은 정상적인 생활을 하는데 불편이 없는 즐거운 일상을 보내고 있습니다.

불임증

김주성, 경기도 성남시 분당구, 회사원, 39세, 남

10년째 임신이 되지 않아 병원에서 검사한 결과 정자부족증이라는 진단을 받았습니다. 정자가 정상인의 20~30퍼센트 정도 밖에 안 되어 정상적인 임신이 힘들다는 것이었습니다.

병원에서는 심한 스트레스와 흡연, 과음, 음식, 유전 등이 원인이며 시험관시술 이외에 특별한 치료방법은 없다고 했습니다. 그러나 시험관시술은 성공률도 낮고 성공해도 아이가 건강하게 자라지 못한다는 말도 있고 해서 일단 보류하기로 했습니다. 그 후로 유명한 한의원에도 가보고 좋다는 것은 다 해보았지만 번번이 실패했습니다. 우리 부부는 아이를 간절하게 원했기 때문에 실망과 절망이 매우 컸습니다.

그러던 어느날 교회의 집사님이 불임에 좋은 천연식품이 있다면서 아로니아 C3G와 **노유파 지방산**을 소개해줘 아내와 같이 섭취하기 시작했습니다. 아로니아 C3G와 **노유파 지방산**을 섭취한 지 약 3개월 후에 임신에 성공하였고, 현재는 출산을 2개월 앞두고 있습니다. 불임으로 고생하는 모든 분들에게 아로니아 C3G와 **노유파 지방산**을 강추합니다.

간염, 만성피로, 식욕부진

서정화, 인천시 만수동, 56세, 사업, 남

10년 전 B형 간염을 경험했으며 치료 후 10여 년간 식이요법과 운동요법을 병행하던 중 최근 피로와 식욕부진이 심해져 병원에서 진단한 결과 간기능수치인 ALT, AST가 매우 높게 나왔습니다.

병원에서는 마땅한 치료약이 없으며 악화되면 간경화, 간암으로 진행될 수 있다고 하였습니다. 그래서 처방해주신 약물을 두 달간 복용했지만 여전히 간수치 및 피로 등의 증상이 개선되지 않아 걱정을 많이 하고 있던 중에 아내 친구의 소개로 아로니아 C3G농축액과 **노유파 지방산**을 알게 되었습니다.

믿기지 않겠지만 섭취한 지 보름 만에 피로감이 사라지고 식욕이 되살아났습니다. 아내도 매우 기뻐했고 왠지 좋아질 것 같은 생각이 들었습니다. 섭취한 지 2개월 후 병원에서 혈액검사를 한 결과, 걱정했던 간수치가 대부분 정상으로 떨어진 것을 확인했고 컨디션도 매우 좋아진 것을 느낄 수 있었습니다.

사시

○○○, 전주시, 7세, 남

제 아들은 일곱 살인데 눈에 사시가 있어서 다섯 살 때부터 교정안경을 하고 있었습니다. 사시가 좀 심해 안경을 벗으면 사물이 두 개로 보여 눈이 한쪽으로 몰리는 증상이 심했습니다. 안경으로 교정이 안되면 사시수술을 받아야 하는 상황이었고, 아로니아 C3G를 먹기 직전 정기점진을 받으러 갔을 때만 해도 2년 넘게 안경을 썼지만 거의 교정이 되지 않아 걱정이 이만저만이 아니었습니다.

그러나 아로니아 C3G가 블루베리보다 안토시아닌이 수백배 더 함유되어 눈에 더욱 좋을 거란 확신을 가지고 아로니아 C3G를 아침저녁으로 사과즙에 타서 먹였습니다. 어느 날 아들이 안경을 벗고서 책을 보고 있길래 "너 이 책 잘 보이니?" 하고 물어보니 "예, 엄마! 이제 잘 보여요. 예전엔 2개로 보였는데 이제 안경 안 써도 하나로 잘 보여요~"라고 말하는 거였습니다. 정말 기적이 일어났습니다. 평생 사팔뜨기로 살 수 있었는데 보름만에 눈이 많이 좋아져 이제는 완전히 사시가 교정이 될 수 있다는 확신 아래 아로니아 C3G와 **노유파 지방산**을 더욱 열심히 먹이고 있습니다.

만성피로, 폐렴

○○○, 전주시, 30대, 여

저는 과도한 스트레스로 심한 폐렴이 발생하여 두 차례에 걸쳐 병원에 입원하여 치료를 받았으나 폐렴 후유증으로 기력이 소진되어 극심한 피로감과 나른함으로 몸과 마음이 지쳐 삶의 의지가 많이 떨어져 있는 상태였습니다. 병원에서도 낫지 못하고 좋다는 건강식품으로도 그러한 증상은 쉽게 사라지지 않았었는데 아로니아 C3G와 **노유파 지방산**을 꾸준히 섭취하면서 피곤감이 사라지고 몸에 활력이 생기고 예전의 활동력을 회복할 수 있게 되었습니다.

그리고 3년 전 교통사고로 척추협착증이 생기면서 오른쪽 고관절, 무릎, 발목까지 통증이 있었습니다. 아로니아 C3G를 섭취한 후로 그 통증이 더욱 심해지는 호전반응을 강하게 겪었지만 지금은 통증이 거의 사라진 상태입니다. 아로니아 C3G와 **노유파 지방산**, 긍정적인 마음만 있다면 우리 몸이 가지고 있는 자연치유력을 통해서 아픈 몸이 다시 회복될 수 있다고 확신하고 있습니다.

이런 좋은 물질이 있음에 감사드리고 연구하고 개발해주신 JBK 자연의학연구소에 감사드립니다.

악성건조증, 알레르기, 눈의 피로

이미숙, 경기도 안양시 평촌, 50세, 주부

제가 아로니아 C3G와 **노유파 지방산**을 접하게 된 동기는 친구의 권유 덕분입니다. 처음에는 믿음이 가지 않아 2개월 동안 아로니아 C3G와 **노유파 지방산**을 섭취중인 친구를 지켜보았습니다.

그런데 눈에 띄게 피부색이 좋아지고 갱년기 증상이 사라지는 것을 보고 이 제품을 받아들였습니다. 제 경우는 악성건조증으로 눈을 뜰 수 없을 정도로 힘들었는데 이 제품을 먹기 시작한 지 두 달 보름만에 눈의 피로감과 통증이 사라졌습니다.

그리고 대학교 4학년인 우리 아들도 환절기마다 비염과 알레르기증상으로 고생을 많이 했는데 역시 말끔히 치유가 되었습니다. 저는 앞으로도 계속 아로니아 C3G와 **노유파 지방산**으로 건강을 지킬 생각입니다.

녹내장
○○○, 천안시, 78세, 여

저희 어머님은 78세입니다. 평상시 눈이 답답하고 뿌옇게 보여 병원에 자주 다니시면서 치료를 받던 중 녹내장 판정을 받으시고 수술을 해야 하는데 연세가 많으시니 병원에서는 일단 약물치료를 먼저 해보고 수술을 결정하자고 해서 계속 치료를 받던 중에 제가 아로니아 C3G와 **노유파 지방산**을 전달해서 드시게 되었습니다.

아로니아 C3G를 1병쯤 먹고 나니 눈곱이 끼고 다래끼가 생기고 눈이 부어 앞을 볼 수 없을 정도가 되어 눈이 간지럽고 답답한 호전반응이 나타났으며, 눈을 씻어주는 과정에서 다래끼는 터져 고름으로 나오고 붓기도 차츰 좋아지면서 녹내장으로 인해서 뿌옇게 보이던 사물이 지금은 잘 보이게 되었습니다.

꾸준이 아로니아 C3G와 **노유파 지방산**을 복용하면서 지금은 자연치유의 진정한 마니아가 되었답니다.

중금속중독, 구내염, 만성피로

송춘섭, 안산시, 52세, 남

저는 섬유회사에 20년간 근무한 사람입니다. 지난 8월에 아로니아 C3G와 **노유파 지방산**을 알게 되었습니다. 섬유회사에서 근무하는 동안 축적된 독소와 중금속이 그렇게 많으리라고는 상상조차 못했습니다. 2개월 동안 복용하면서 피곤함이 사라진 이후로 1개월 동안은 몸이 가려워 밤낮으로 몸을 긁기 시작했습니다. 장봉근원장님과 상담한 결과 "가려움증은 치유반응이니 체내 축적된 독소가 제거되면 가려움증이 사라집니다. 그때까지 약물을 사용하지 말고 견디셔야 합니다"라고 말씀하셨습니다. 그리고 희한한 것은 긁어도 상처가 나지 않는 겁니다. 지금은 가려움이 말끔히 사라졌습니다.

그리고 늘 피곤하면 입안이 헐고 잇몸에 염증이 생기는 현상이 나타났지만 지금은 피곤함도 전혀 없고 잇몸질환이 깨끗하게 나았습니다. 그리고 위장병으로 소화가 되지 않아 밀가루 음식을 전혀 먹지 못했는데 지금 식후 2시간이 지나면 배가 고플 정도로 소화기능이 좋아졌습니다. 아로니아 C3G를 병으로 고통받는 환자나 모든 이들에게 전달하고 싶고 참 좋은 물질이라고 생각합니다.

아로니아 자연치유 시리즈 03_노유파